■担当編集委員
中村　茂
帝京大学医学部附属溝口病院整形外科教授

■編集委員
宗田　大
東京医科歯科大学名誉教授
国立病院機構災害医療センター院長

中村　茂
帝京大学医学部附属溝口病院整形外科教授

岩崎倫政
北海道大学大学院医学研究院
整形外科学教授

西良浩一
徳島大学大学院医歯薬学研究部
運動機能外科学主任教授

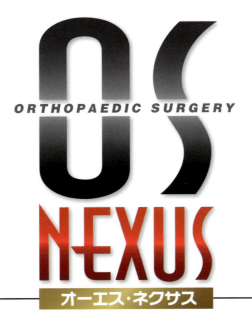
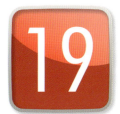

足・足関節の最新の手術

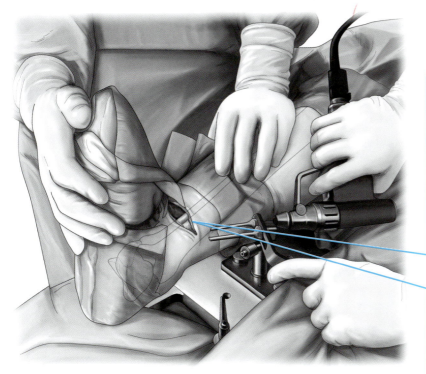

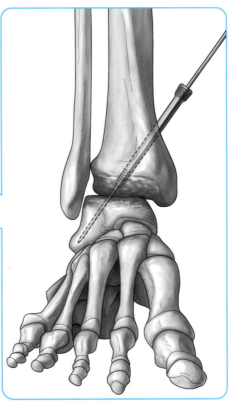

MEDICAL VIEW

本書では，厳密な指示・副作用・投薬スケジュール等について記載されていますが，これらは変更される可能性があります。本書で言及されている薬品については，製品に添付されている製造者による情報を十分にご参照ください。

OS NEXUS No.19
The most up-to-date surgical techniques for feet and ankles

(ISBN 978-4-7583-1398-8 C3347)

Editor：SHIGERU NAKAMURA

2019.8.9　　1st ed

©MEDICAL VIEW, 2019
Printed and Bound in Japan

Medical View Co., Ltd.
2-30 Ichigayahonmuracho, Shinjyukuku, Tokyo, 162-0845, Japan
E-mail　ed @ medicalview.co.jp

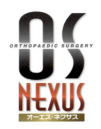

序　文

　『OS NEXUS』シリーズのNo.19として「足・足関節の最新の手術」が完成いたしました．本書を手にとって，明解な解説のついた美しいイラストを眺めていただくだけでも，実戦ですぐに役立つことがご理解いただけると思います．

　足・足関節の手術では，骨・関節・腱・靱帯を扱います．これらを専門的に研究する学会もあり，急速に進歩している分野です．本書では，変形や関節症の手術と腱・靱帯の手術に分けて編集しました．

　足および足趾の変形では，外反母趾，強剛母趾，リウマチ前足部変形を取り上げました．外反母趾は日常遭遇する頻度の高い疾患であり，多数の術式が報告されておりますが，そのうち最近行われることが多い術式として，DLMO法と水平骨切り術を取り上げました．どちらも綿密な計画と細かな工夫が必要です．また，DLMO法は強剛母趾にも適応がありますが，外反母趾とは病態が異なりますので別項目で解説しています．リウマチ前足部変形に対する手術は，リウマチの専門医はもちろん一般整形外科医も理解し習得しておくべき術式と考えます．リウマチに対する薬物療法が進歩した現在でも，足部に変形をもつ患者さんは少なくありません．

　足関節に対する術式では，変形性足関節症に対する低位脛骨骨切り術，人工距骨を併用した人工足関節置換術，関節固定術を取り上げました．変形性膝関節症に対する脛骨骨切り術に比較すると，足関節症に対する脛骨骨切り術はまだ一般的ではないと思いますが，執刀する際には本書の解説が極めて有用と考えます．また，人工距骨は一部の施設でしか行われていないのが現状ですが，これから広がっていく方法です．足関節固定術は，arthroscopic arthrodesisとopen arthrodesisがあり，それぞれに対する最新の工夫を紹介しています．また，成人の内反足変形に対する手術は古くからありますが，骨切りデザインや内固定法など最新の工夫を紹介しています．さらに，足関節より遠位での足部での切断は，外傷や血流障害で必要になることがあります．1回の手術で良好な結果を得るためには，細心の注意を要する術式であり，多くの施設で執刀する機会があると考えて掲載しました．

　腱・靱帯の分野では，Lisfranc靱帯損傷，足底腱膜炎，足関節外側靱帯損傷，新鮮アキレス腱断裂，陳旧性アキレス腱断裂を取り上げました．Lisfranc靱帯損傷は，診断を正確につけることが必須です．本書では見逃しを避けるためのポイントを含めて詳しく解説しました．足底腱膜炎，足関節靱帯損傷，およびアキレス腱断裂への手術は，専門医をこれから取得しようとする若い整形外科医には是非習得していただきたい術式です．本書の美しいイラストと解説が助けとなることを願います．

2019年7月

帝京大学医学部附属溝口病院整形外科教授

中村　茂

足・足関節の最新の手術

CONTENTS

I 変形や関節症の手術

外反母趾に対する小侵襲手術（DLMO法）	関　広幸 ほか	2
外反母趾に対するscarf変法（水平骨切り術）	山口智志	10
強剛母趾に対するDLMO変法	中島健一郎	20
リウマチ前足部変形に対する外反母趾scarf変法＋第2～5中足骨短縮オフセット骨切り術	野口貴明 ほか	28
変形性足関節症に対する低位脛骨骨切り術	原口直樹	42
人工距骨を併用した人工足関節置換術（combined TAA）	神崎至幸 ほか	50
成人の内反足変形に対する三関節固定術	黒川紘章 ほか	58
足関節固定術（open arthrodesis）	安井洋一 ほか	66
鏡視下足関節固定術	安井哲郎	74
足関節より遠位の切断	岡﨑裕司	82

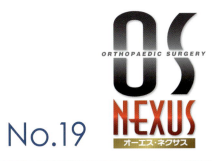

II 腱・靱帯の手術

Lisfranc靱帯損傷に対する手術	天羽健太郎	98
足底腱膜炎に対する鏡視下足底腱膜部分切離術	片倉麻衣ほか	108
足関節外側靱帯損傷に対する鏡視下手術	田中博史	118
新鮮アキレス腱断裂に対する手術	野口幸志	132
陳旧性アキレス腱断裂再建術 （遊離腓腹筋腱膜弁形成術，半腱様筋腱移植術）	内山英司	142

執筆者一覧

担当編集委員

中村　茂　　　帝京大学医学部附属溝口病院整形外科 教授

執筆者（掲載順）

関　広幸	国際医療福祉大学三田病院整形外科
須田康文	国際医療福祉大学塩谷病院 病院長
山口智志	千葉大学国際教養学部 准教授
中島健一郎	八潮中央総合病院整形外科
野口貴明	大阪南医療センター整形外科
橋本　淳	大阪南医療センター整形外科 統括診療部長
平尾　眞	大阪大学大学院医学系研究科器官制御外科学 講師
原口直樹	聖マリアンナ医科大学横浜市西部病院 病院教授
神崎至幸	神戸大学大学院医学研究科整形外科学
黒田良祐	神戸大学大学院医学研究科整形外科学 教授
黒川紘章	奈良県立医科大学整形外科学
田中康仁	奈良県立医科大学整形外科学 教授
安井洋一	帝京大学医学部整形外科学 講師
三木慎也	帝京大学医学部整形外科学
宮本　亘	帝京大学スポーツ医科学センター 准教授
安井哲郎	帝京大学医学部附属溝口病院整形外科 准教授
岡﨑裕司	関東労災病院整形外科 部長
天羽健太郎	聖路加国際病院整形外科 副医長
片倉麻衣	重城病院CARIFAS足の外科センター
重城保之	重城病院CARIFAS足の外科センター 理事長, 院長
高尾昌人	重城病院CARIFAS足の外科センター 所長
田中博史	百武整形外科・スポーツクリニック 副院長
野口幸志	久留米大学医療センター整形外科・関節外科センター
内山英司	稲波脊椎・関節病院 副院長

日常診療をより正確に，効率的に行える
エッセンスが詰まったシリーズ

整形外科
日常診療のエッセンス

限られた外来時間を有効に使い，診療を行いたい。しかし，明らかな外傷がない場合，問診や臨床所見などから診察を進めるが，主症状を訴える場所と原因疾患が一致しないこともあり，注意が必要である。本シリーズは，日常診療をより正確に，効率的に行えるエッセンスが詰まった，整形外科医の必読書である。

■B5変型判・400頁程度・2色刷（一部カラー）

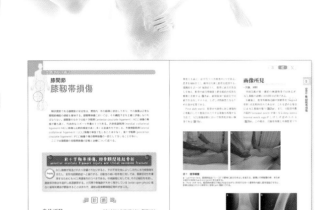

シリーズ（全3冊）の構成

下肢

編集
石橋 恭之
弘前大学大学院医学研究科
整形外科学講座教授

目次
I 診察の進め方
　問診と診察
　【股関節の診察】
　【膝関節の診察】
　【足関節・足部の診察】
　検査
　再診時の注意点
　患者への接し方
II 疾患別治療法
　【下肢（全体）】
　【股関節】
　【膝関節】
　【足関節・足部】

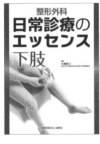

定価（本体 9,000 円＋税）
412 頁・イラスト100点，写真200点
ISBN978-4-7583-1863-1

上肢

編集
池上 博泰
東邦大学医学部整形外科学教授

目次
I 診察の進め方
　問診と診察
　【肩関節の診察】
　【肘関節の診察】
　【手関節・手の診察】
　検査
II 疾患別治療法
　【上肢（全体）】
　【肩関節】
　【肘関節】
　【手関節・手】

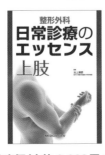

定価（本体 9,000 円＋税）
388 頁・イラスト100点，写真200点
ISBN978-4-7583-1865-5

脊椎

編集
紺野 愼一
福島県立医科大学医学部
整形外科学講座主任教授

目次
I 外来で必要な基礎知識
　脊椎の解剖
　痛みの評価
　痛みのメカニズム
II 診察の進め方
　問診
　理学所見の評価
　鑑別疾患上重要な手技
　画像診断の意義と限界
　再診時の注意点
　患者への接し方
III 疾患別治療法
　【脊椎（全体）】【頚椎】【腰椎】

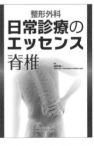

定価（本体 8,000 円＋税）
236 頁・イラスト100点，写真200点
ISBN978-4-7583-1866-2

メジカルビュー社
http://www.medicalview.co.jp

※ご注文，お問い合わせは最寄りの医書取扱書店または直接弊社営業部まで。
〒162-0845　東京都新宿区市谷本村町2番30号
TEL.03（5228）2050　FAX.03（5228）2059
E-mail（営業部）eigyo@medicalview.co.jp

スマートフォンで
書籍の内容紹介や目次が
ご覧いただけます。

TKAという術式全体のLearning curveを最小にするために，今やるべきこと

阪和人工関節センター TKAマニュアル -Basic Course-

著者 格谷 義徳　阪和第二泉北病院　阪和人工関節センター総長

25年以上の執刀医経験をもつ格谷先生が語りかけるように，TKAの考え方や手技を根拠とともに丁寧に解説。多くの情報があふれる現在，情報の取捨選択のために時間を割くのではなく「まずはこれだけ」読めば，最低限の知識・テクニックを身に付けられる。また，今後手術を重ねていくうえで選択が可能となるさまざまなTKAの術式にすべて応用できる内容となっている。
増加の一途を辿っているTKAの術式全体のLearning curveを最小にし，できるだけ少ない症例で技術を上達させるために，これからTKAをはじめる医師・はじめたばかりの医師必読の1冊。

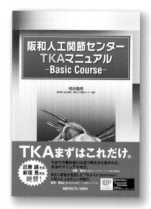

目次

手術の前に
　術式選択および機種選択
　術前計画
手術の実際
　手術のセッティング
　皮切および関節の展開
　脛骨の前方脱臼と近位端骨切り
　大腿骨遠位端の骨切り
　大腿骨後顆部の骨切り
　大腿骨・脛骨の仕上げ
　膝蓋骨の置換
　縫合・創閉鎖
手術の合間に
　患者選択・患者さんへの説明
　Mobile bearing（MB）の功罪
　Medial pivot design
　Bi-cruciate stabilized（BCS）について
　アライメントについて：
　　特に kinematic alignment についての考え方
　UKA に対する考え方

定価（本体 12,000円+税）
A4判・154頁・オールカラー
イラスト100点，写真60点
ISBN978-4-7583-1867-9

格谷先生の手技が見られます
ZIMMER BIOMET TIMES ウェブマガジン
▶動画を掲載中！『Vanguard PSRP 手術手技動画』

改訂第2版　　　　　　　　　　　　　**TKAに関わるドクター必読書**

人工膝関節全置換術 [TKA]のすべて
―より安全に・より確実に―

編集 勝呂 徹　東邦大学名誉教授
　　　　田中 栄　東京大学大学院 医学系研究科整形外科学教授

年間7〜8万件行われている人工膝関節全置換術（TKA）。予後良好な手術を行うためには，正しい手術適応，術前計画，基本手技が重要である。初版刊行から10年を経て，基本手技に重きを置きつつ，プレカット法など新しい手技についても詳しく解説した改訂第2版。
「変形のタイプ別手術手技」「可動域の獲得」「周術期管理，リハビリテーション」「合併症（トラブルシューティング）」など，TKAに関する情報を網羅した万全の1冊。

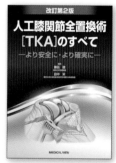

定価（本体 19,000円+税）
A4判・372頁・上製本
オールカラー
イラスト350点，写真250点
ISBN978-4-7583-1371-1

目次

TKAに必要な基礎解剖
　膝関節の構造／膝関節のアライメント―解剖学的アライメント／人工膝関節のキネマティクス
術前計画
　手術適応／術前計画に必要な画像診断／インプラントの動態特性（キネマティクスなど）／インプラントの選択―CR型かPS型（CS型）か
基本手術手技
　膝アライメント獲得の考え方／皮切／膝関節の展開／膝関節内進入法
骨切り：大腿骨／脛骨／膝蓋骨
　正常な膝アライメントの獲得／Measured resection technique（independent, CR型）／Gap balancing technique（dependent, PS型）―骨切りのコンセプト／プレカット法

インプラント設置位置の決定
　大腿骨コンポーネントの回旋と設置／脛骨コンポーネントの回旋と設置／解剖学的バリエーションへの対応
軟部組織バランスの調整
　CR(cruciate retaining)型／PS(posterior stabilized)型／膝蓋骨置換の手術手技と大腿膝蓋靱帯バランス／骨欠損への対処法／人工関節の固定法／骨切りに有効な器具と取り扱い方（バランサーを含む）
変形のタイプ別手術手技
　内反膝／外反膝／強直膝，伸展拘縮膝／屈曲拘縮膝／不安定膝／外傷後・骨切り後
可動域の獲得
　優れた可動域を獲得するための手技

周術期管理，リハビリテーション
　出血対処法，止血法／術後疼痛管理／深部静脈血栓症と肺血栓塞栓症対策／インプラント後の動作解析，術後評価（満足度など）／TKA後のリハビリテーション
合併症（トラブルシューティング）
　創の合併症／術後感染の診断と対策／弛み／ポリエチレン摩耗／骨折／人工関節と金属アレルギー
TKAのオプション
　低侵襲への工夫（MIS-TKAなど）／ナビゲーション／再置換術（revision TKA）／部分関節置換術
TKAを理解するための基礎知識
　人工膝関節の歴史と変遷／人工膝関節の素材：金属材料／人工膝関節の素材：ポリエチレン／人工膝関節―最新の動向／臨床評価―各種スコアリング

※ご注文、お問い合わせは最寄りの医書取扱店または直接弊社営業部まで。

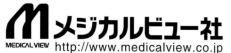
〒162-0845 東京都新宿区市谷本村町2番30号
TEL.03(5228)2050　FAX.03(5228)2059
E-mail（営業部）eigyo@medicalview.co.jp
http://www.medicalview.co.jp

スマートフォンで書籍の内容紹介や目次がご覧いただけます。

電子版の閲覧方法

メジカルビュー社 eBook Library

本書の電子版をiOS端末，Android端末，Windows PC（動作環境をご確認ください）でご覧いただけます。下記の手順でダウンロードしてご利用ください。ご不明な点は，各画面のヘルプをご参照ください。

1 会員登録（すでにご登録済みの場合は2にお進みください）

まず最初に，メジカルビュー社ホームページの会員登録が必要です（ホームページの会員登録とeBook Libraryの会員登録は共通です）。PCまたはタブレットから以下のURLのページにアクセスいただき，「新規会員登録フォーム」からメールアドレス，パスワードのほか，必要事項をご登録ください。

https://www.medicalview.co.jp/ebook/

▶右記のQRコードからも進めます

2 コンテンツ登録

会員登録がお済みになったら「コンテンツ登録」にお進みください。
https://www.medicalview.co.jp/ebook/のページで，1 会員登録したメールアドレスとパスワードでログインしていただき，下記のシリアルナンバーを使ってご登録いただくと，お客様の会員情報にコンテンツの情報が追加されます。

本書電子版のシリアルナンバー
コイン等で削ってください

※本電子版の利用許諾は，本書1冊について個人購入者1名に許諾されます。購入者以外の方の利用はできません。
また、図書館・図書室などの複数の方の利用を前提とする場合には，本電子版の利用はできません。
※シリアルナンバーは一度のみ登録可能で，再発行できませんので大切に保管してください。また，第三者に使用されることの無いようにご注意ください。

3 ビューアーアプリのインストール

お客様のご利用端末に対応したビューアーをインストールしてください。

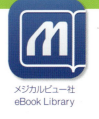
メジカルビュー社
eBook Library

⬇ **iOS版**『メジカルビュー社 eBook Library』ビューアーアプリ（無料）
App Storeで「メジカルビュー社」で検索してください。

⬇ **Android OS版**『メジカルビュー社 eBook Library』ビューアーアプリ（無料）
Google Play で「メジカルビュー社」で検索してください。
※Kindle Fire には対応しておりません。恐れ入りますが他の端末をご利用ください。

⬇ **Windows PC版**『メジカルビュー社 eBook Library』ビューアー（無料）
http://www.medicalview.co.jp/ebook/windows/のページから
インストーラーをダウンロードしてインストールしてください。

4 コンテンツの端末へのダウンロード

❶ 端末のビュアーアプリを起動してください。

❷ 書棚画面上部メニュー右側の ⚙ アイコンを押すと，ユーザー情報設定画面が表示されます。
（Android 版 , Windows 版 は表示されるメニューから「ユーザー情報設定」を選択）

ユーザー情報

メールアドレス

パスワード

設定

※画面やアイコンは変更となる場合がございます。

ここでは，❶ の手順で会員登録したメールアドレスとパスワードを入力して「設定」を押してください。

この手順により端末にコンテンツのダウンロードが可能になります。会員登録と違うメールアドレス，パスワードを設定するとコンテンツのダウンロードができませんのでご注意ください 。

❸ 書棚画面上部メニューの ➕ アイコンを押すとダウンロード可能なコンテンツが表示されますので，選択してダウンロードしてください。

ダウンロードしたコンテンツが書棚に並び閲覧可能な状態になります。選択して起動してください。

※PCとタブレットなど2台までの端末にコンテンツをダウンロードできます。

5 コンテンツの端末からの削除

端末の容量の問題等でコンテンツを削除したい場合は下記の手順で行ってください。

❶ 書棚画面上部メニューの ➖ アイコンを押すと，端末内のコンテンツが一覧表示されます。コンテンツ左側の削除ボタンを押すことで削除できます。

※コンテンツは 4 の ❸ の手順で再ダウンロード可能です。
※端末の変更等でご使用にならなくなる場合，コンテンツを端末から削除してください。コンテンツをダウンロードした端末が2台あり，削除しないで端末を変更した場合は新たな端末でコンテンツのダウンロードができませんのでご注意ください 。

ビュアーの動作環境 ※2019年7月1日時点での動作環境です。バージョンアップ等で変更になる場合がございますので当社ウェブサイトでご確認ください。

iOS
iOS 9 以降をインストールできる iOS 端末

Windows PC ※Macintosh PCには対応していません。
Windows 7/Windows 8.1/Windows10 を搭載のPC
（CPU：Core i3 以上，メモリ：4GB 以上，
ディスプレイ：1,024 x 768 以上の画面解像度）

Android
RAM を 1GB 以上搭載した，Android OS 4.0 以降をインストールできる端末

※Kindle Fire には対応しておりません。恐れ入りますが他の端末をご利用ください。

変形や関節症の手術

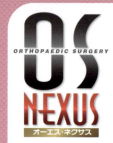

I. 変形や関節症の手術

外反母趾に対する小侵襲手術（DLMO法）

国際医療福祉大学三田病院整形外科　関　広幸
国際医療福祉大学塩谷病院　須田　康文

Introduction

術前情報

●手術適応

荷重位足部正面X線像で外反母趾角20°以上を外反母趾と診断する[1]。外反母趾変形は，靴歩行での母趾MTP関節内側部（バニオン）の疼痛および腫脹，第2・3中足骨骨頭下の足底痛や胼胝形成などの有痛性症状を生じる。これらの有痛性症状が主訴の場合は，靴の変更，靴の履き方指導，足底挿板などの保存療法を行い，症状の改善が得られない例に手術療法が適応となる。

変形自体を主訴とする場合は，これらの保存療法では変形の改善は得られないため，手術を考慮する。しかし，疼痛や生活制限がない例では，手術侵襲による疼痛，可動域制限の出現や手術の合併症などへの十分な患者理解が必要であり，手術は慎重に検討すべきである。また，術後に母趾の可動域制限が生じることや靴制限が残存する例も少なくないことから，ハイレベルのスポーツ選手や職業上ハイヒールなどの靴の着用が必須である患者に手術を行う場合には，術前にこれらの制限について十分な説明が必要である。

Distal linear metatarsal osteotomy（DLMO）法に類似した最小侵襲中足骨骨切り術は，軽中等度の外反母趾が適応とされているが，母趾中足趾節（metatarsophalangeal；MTP）関節の外側解離を加えることで重度外反母趾へ適応を拡大できる[2]。一般的には重度外反母趾や足根中足（tarsometatarsal；TMT）関節に不安定性を有する例では，第1中足骨近位骨切り術やTMT関節固定術などが主な適応となる。

DLMO法の手術手技は簡便であるが，通常歩行までの期間は他の術式と比較して短期ではないことを，患者および主治医が十分理解する必要がある。第2・3趾の変形や症状がある場合は，中足骨遠位短縮骨切り術などの手術を追加する。

●禁忌

DLMO法では強固な固定を行わずに早期に装具での歩行を許可しているため，後療法の理解が困難な患者は禁忌となる。

●麻酔

麻酔科に依頼し，主に全身麻酔と膝窩ブロック麻酔を併用している。DLMO法のみを行う場合は，局所麻酔での手術も可能であるが，患者の術中の心的ストレスを考慮し，積極的には勧めていない。

●手術体位

仰臥位で行う。Lesser toeの手術を併用する場合は，患側殿部に枕を入れ軽度患肢を内旋させる。DLMO法は健側に術者が立って行う。

手術進行

1. 母趾MTP関節軟部組織解離
2. 母趾内側の皮切，展開
3. K-wireの順行性刺入
4. 第1中足骨遠位骨切り
5. K-wireの逆行性刺入
6. 骨部分切除および閉創
7. 後療法

Fast Check

① 母趾MTP関節外側軟部組織の解離の有無をSqueeze testで決定する。
② 母趾MTP関節包の高位では剥離や骨切りを行わないよう注意する。
③ Kirchner鋼線（K-wire）は骨頭の内側縁の関節包を貫くことが重要である。
④ 近位骨片を最大外転しながら骨頭を外側移動させ，矢状面で一直線上であることを確認のうえ，固定を行う。
⑤ 術後に踏み返しをしないよう患者に十分説明する。

手術手技

1 母趾MTP関節軟部組織解離

まず，squeeze test[2])で母趾MTP関節軟部組織の評価を行う 図1 。

軟部組織の解離は段階的に行う．徒手的に母趾を内反させ，母趾MTP関節外側の軟部組織をストレッチする 図2 。Squeeze testが陰性にならなければ，母趾MTP関節背外側に1〜1.5cmの縦皮切を加え，鈍的に展開し，横中足靱帯および母趾内転筋腱の基節骨付着部の一部を切離する．

> **コツ&注意 NEXUS view**
>
> 観血的な軟部組織の外側解離は内反母趾のリスクがある[2])ので，徒手的ストレッチも織り交ぜながら，最小限度の切離になるよう心掛ける．
>
> Lesser toeの手術は，母趾MTP関節の軟部組織解離後に行い，第2中足骨の骨長が決定してから，DLMO法を行う．

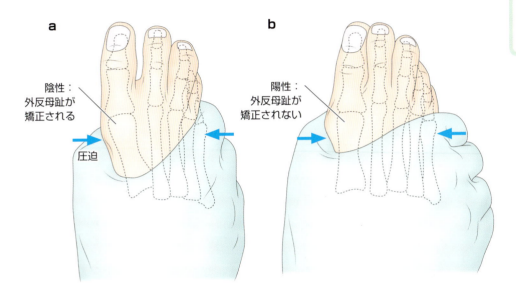

図1 Squeeze test

a：Squeeze test陰性．第1, 5中足骨頭を側方より圧迫し，外反母趾が矯正されれば（母趾と2趾が平行になれば），軟部組織の外側解離は不要と判断する．

b：Squeeze test陽性．外反母趾が矯正されない場合は，外側解離が必要と判断する．

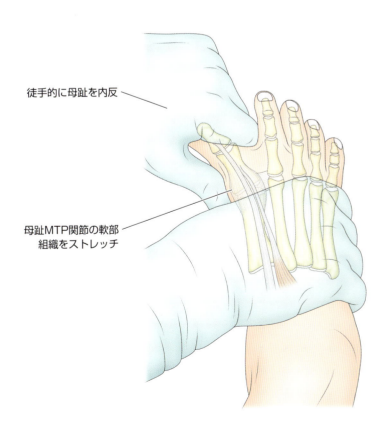

図2 徒手的ストレッチ

2　母趾内側の皮切，展開

　まず，皮膚上からよく骨を触れ，第1中足骨頭と骨幹部の移行部の高位を確認する。次に，内側から第1中足骨骨幹部の上下端を触知し，中足骨軸を確認する。それらを基準に第1中足骨内側に約2cmの皮切を置く 図3 。

　曲がりのモスキート鉗子で鈍的に軟部組織を剥離する。伸筋腱と背側趾神経が剥離部位の背側にあることを確認する。母趾MTP関節包の付着していない高位で，全周性に骨膜上で剥離を行う 図4 。

> **コツ&注意 NEXUS view**
> 後の中足骨頭の移動を円滑にするために，モスキート鉗子の先端で中足骨外側も骨膜上に剥離しておく。

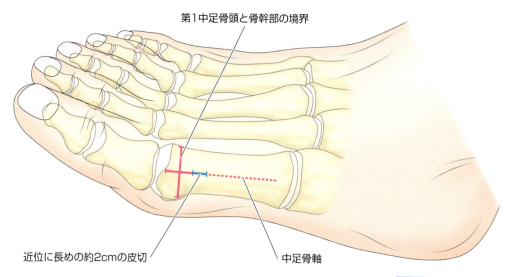

図3 皮切
第1中足骨頭と骨幹部の境界やや近位を中心に約2cmの皮切を置く。

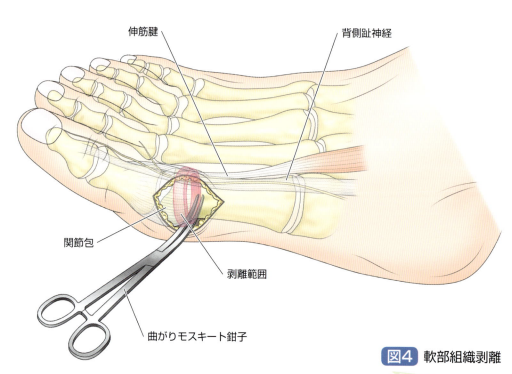

図4 軟部組織剥離
伸筋腱と背側趾神経に気をつけながら骨膜上に全周性に剥離する。

3 K-wireの順行性刺入

　徒手的に2.0mm径K-wireを母趾MTP関節包の近位付着部の内側から刺入し，貫通させる 図5a 。その後，母趾の外反を矯正しつつ，皮下に順行性に進める。趾尖部より外に出し，K-wireの近位端が骨切り高位より近位になるまでK-wireを進める 図5b 。

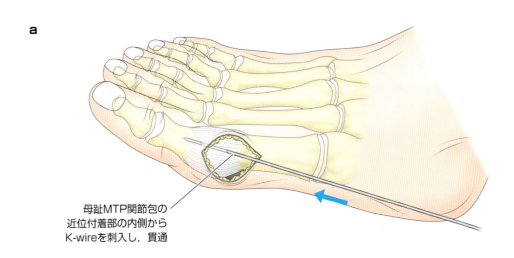

母趾MTP関節包の
近位付着部の内側から
K-wireを刺入し，貫通

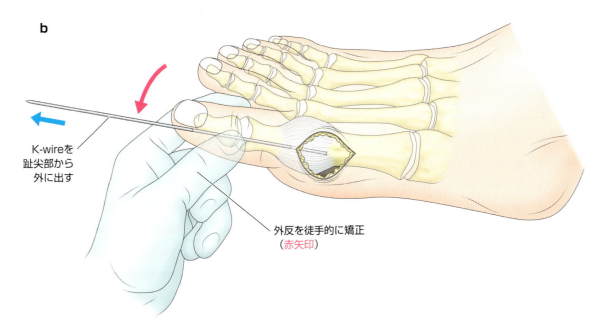

K-wireを
趾尖部から
外に出す

外反を徒手的に矯正
（赤矢印）

図5 K-wireの順行性刺入

a：2.0mm径K-wireを関節包の近位付着部の内側から刺入し，貫通させる。
b：外反を徒手的に矯正しつつ，K-wireを順行性に進め趾尖部から外に出す。

> **コツ&注意 NEXUS view**
>
> K-wireは側面からみて関節包の中央を貫通している必要がある。貫通部が背側や底側であると中足骨頭の移動不足や背側移動の原因になる 図6 。

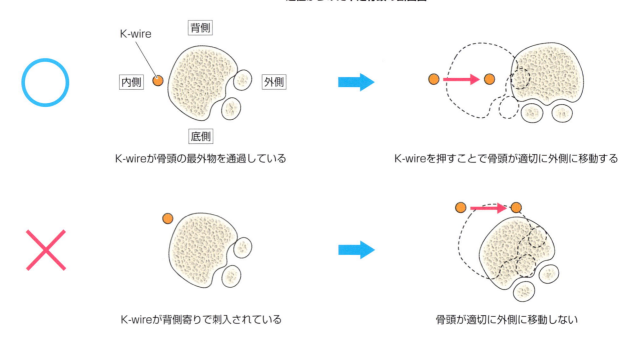

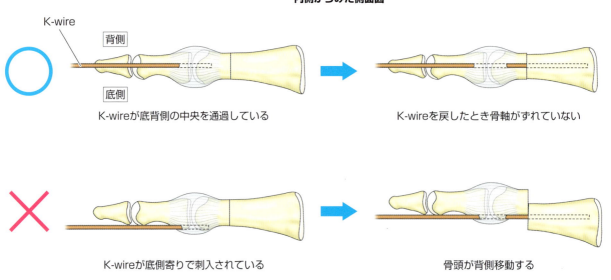

図6 K-wireの至適刺入位置

4　第1中足骨遠位骨切り

レトラクターや筋鉤で腱や神経血管束などの軟部組織を保護し，ボーンソーおよびノミにて第1中足骨の遠位骨切りを行う。正面では第2中足骨軸に垂直，側面では第1中足骨軸に垂直に骨切りを行う 図7 。外側皮質手前までボーンソーで骨切りし，外側皮質のみをノミで骨切りする。

> **コツ&注意　NEXUS view**
>
> 骨切り方向で若干の母趾長の調整が可能である。重度症例で母趾長延長を図ることは，術後の可動域制限や外反母趾矯正不足の原因になると考えているため，勧めていない。
> 過度な短縮も術後の第2骨頭下足底痛（transfermetatarsalgia）のリスク要因となるので，注意すべきである 図8 。

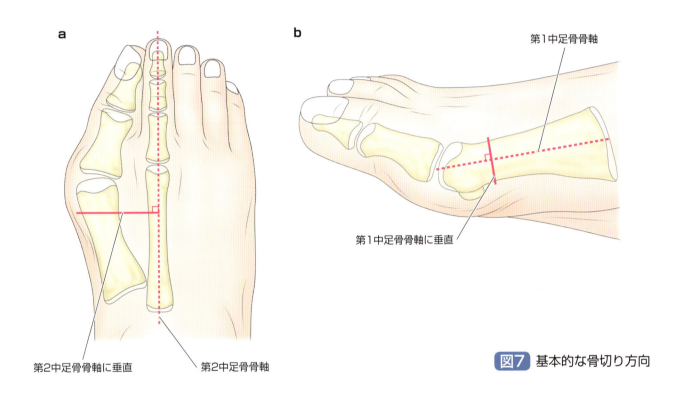

図7　基本的な骨切り方向

図8　母趾長を考慮した骨切り方向の調整

5 K-wireの逆行性刺入

　術者が，近位骨片を筋鉤で最大外転し（手前に引き），母趾と第1中足骨骨頭を矯正位で保持する．助手がK-wireを逆行性に徒手的に刺入し 図9a ，近位骨片の内側皮質に当たるまで進める．近位骨片の外転不足は再発のリスクとなる[3]．

　K-wireの遠位を切断し，ベンダーで直角に折り曲げる．助手が，近位骨片を最大外転し，術者がK-wireをハンマーで逆行性にさらに進める 図9b ．固定性を上げるため，近位骨片の内側皮質を貫くことが多い．

コツ&注意 NEXUS view
術者が母指で中足骨骨頭を外側移動させる．このとき遠位骨片が底背屈しないように注意する．母趾の爪を上に向けると，遠位骨片は関節面の適合性により回外方向に矯正されやすい．

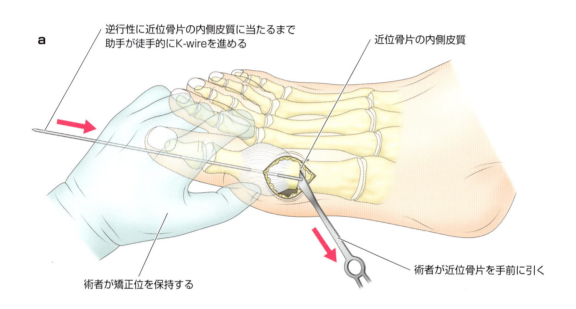

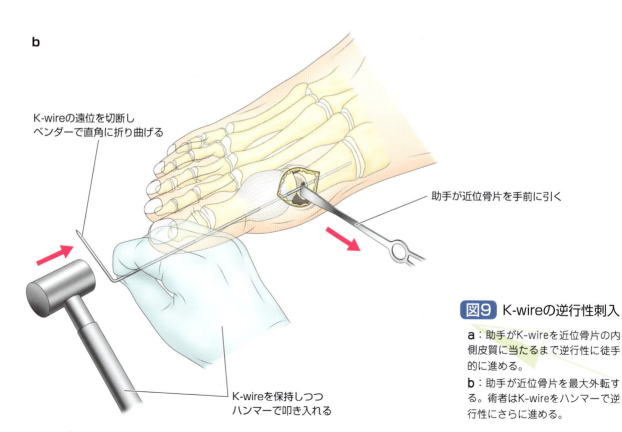

図9 K-wireの逆行性刺入
a：助手がK-wireを近位骨片の内側皮質に当たるまで逆行性に徒手的に進める．
b：助手が近位骨片を最大外転する．術者はK-wireをハンマーで逆行性にさらに進める．

6 骨部分切除および閉創

近位骨片の遠位内側の骨突出部をボーンソーおよび手用のリウエルにて皮膚上から骨突出が触れない程度までトリミングする。皮膚上から触れて，突出していないことを確認する。洗浄後，閉創する。

術後，K-wireが抜けないように，切れ込みガーゼをK-wireに挟み，絆創膏でK-wireを母趾に直接固定する。そのうえでガーゼおよび弾性包帯にて固定する 図10 。

7 後療法

術翌日より，前足部免荷装具にて歩行を許可する 図11 。術後4週にK-wireを抜去し，足底全体での接地と自動で母趾可動域訓練を許可する。術後2カ月までは前足部を荷重で背屈させてはならないことを患者本人が理解する必要がある。

術後2カ月から踏み返しと他動での母趾可動域訓練を開始する。立ち仕事やスポーツは単純X線上の癒合が確認できてから許可する。

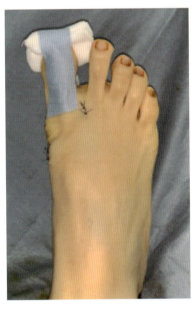

図10 術後のK-wireの固定

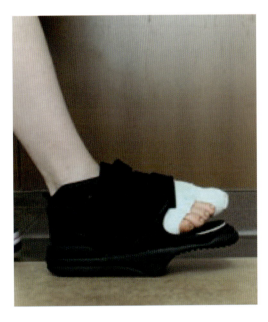

図11 術後の装具歩行
前足部に荷重をかけないよう注意を促す。

文献

1) 日本整形外科学会診療ガイドライン委員会. 外反母趾ガイドライン2014 改訂第2版. 東京：南江堂；2014. p.8-9.
2) Seki H, Suda Y, Takeshima K, et al. Minimally invasive distal linear metatarsal osteotomy combined with selective release of lateral soft tissue for severe hallux valgus. J Orthop Sci 2018；23：557-64.
3) 竹島憲一郎, 須田康文, 池澤裕子, ほか. DLMO法術後再発例のX線学的検討. 日足の外科会誌 2014；35：227-30.

I. 変形や関節症の手術
外反母趾に対するscarf変法（水平骨切り術）

千葉大学国際教養学部　山口　智志

Introduction

術前情報

外反母趾の手術は，最も頻度の多い足部・足関節手術の1つであるが，術式に関わらず難度は決して低くない。また，1つの術式ですべての症例に対応するのは不可能であり，変形の程度などに応じて複数の術式を使い分ける必要がある。Scarf法は，矯正の自由度が高いという利点があり広く行われている。一方，術式がやや煩雑でピットフォールも多く，さまざまな合併症が起こりうるため，十分な経験を積んだ後に行うことを推奨する。

手術進行
1. 皮切，展開
2. 外側軟部組織の解離
3. 中足骨矯正骨切り
4. スクリューによる固定
5. 基節骨矯正骨切り
6. 後療法

● 手術適応

外反母趾に伴う痛みがあり，患者が手術を希望していることが前提となる。第1第2中足骨間角（M1M2角）がおおむね13°以下の軽度の変形は，distal linear metatarsal osteotomy（DLMO法）を含む遠位骨切りがよい適応である。

骨幹部骨切りであるScarf法の適応は，中等度から重度の変形で，M1M2角がおおむね14°～20°である。著者らは，田中ら[1]が開発したScarf変法（水平骨切り術）を行っている。M1M2角が20°以上の例では近位骨切りや足根中足（tarsometatarsal；TMT）関節固定術を行う。

● 禁忌

絶対的禁忌は血行障害，中足趾節（metatarsophalangeal；MTP）関節の関節症，骨端線閉鎖前である。

相対的禁忌としては，麻痺性の変形は再発のリスクが非常に高いため，MTP関節固定術が無難である。関節弛緩性やTMT関節の不安定性がある例ではTMT関節固定術を行う。また骨粗鬆症の強い例は，骨切り部の固定性が悪いため手術が難しく，注意を要する。

● 画像検査

単純X線立位足部背底像と側面像を撮影する。非荷重位のX線では変形を過小評価する可能性があるため 図1 ，必ず立位で撮影する。外反母趾角（hallux valgus angle；HVA）とM1M2角を計測し，術式選択の参考にする。

● 麻酔

腰椎麻酔で行っているが，全身麻酔，膝窩ブロックでも可能である。

● 手術体位

仰臥位で行う。大腿部に駆血帯を巻く。体幹を手術台の患側に寄せ，X線透視装置（C-arm）を手術台の横に設置すると，術中に足部荷重位X線を再現できる 図2 。

10

外反母趾に対するscarf変法（水平骨切り術）

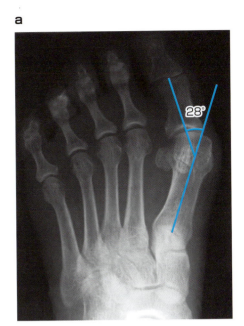
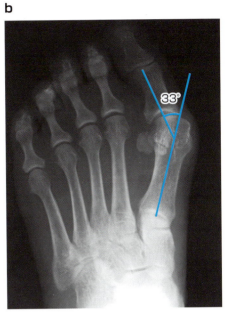

図1 術前X線足部背底像
a：非荷重位，HVA 28°
b：荷重位，HVA 33°

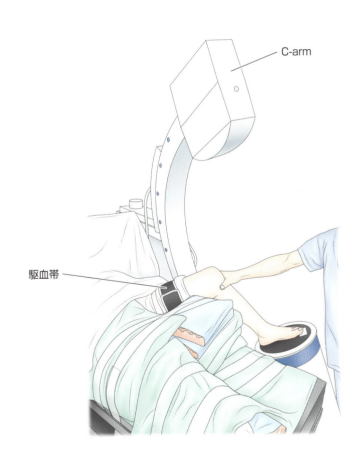

図2 手術体位
術中に足部荷重位X線を再現できるよう，手術台の横にX線透視装置（C-arm）を設置する。

❶ 適切な量の外側軟部組織の解離が重要だが，経験を要する。解離が不十分だと矯正不足となり，過度の解離は内反母趾の原因となる。
❷ 中足骨を骨切り，矯正して仮固定した時点で，荷重位を再現したX線透視で十分な矯正位を得る。
❸ スクリュー挿入時に矯正を損失することがあるため，ガイドピンによる仮固定に加えてコッヘル鉗子や徒手でしっかりと矯正位を保持する。

11

手術手技

1 皮切，展開

　足部内側，第1中足骨骨軸に沿ってTMT関節からMTP関節の手前まで縦皮切を加える 図3a 。MTP関節の関節包内側を露出する。関節包上を底側に展開し，母趾外転筋腱を確認する。内側関節包を幅約5mmの長方形に切開し 図3b ，第1中足骨頭を露出する。内側の骨隆起をボーンソー，リウエル鉗子で切除する。第1中足骨背側を骨膜上で剥離する。

　遠位は第1中足骨頭の背側関節包手前まで剥離し，関節包は温存する。底側は，骨頭の血流を温存するために近位の骨切り部のみ骨膜下に剥離する。

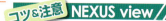

コツ&注意 NEXUS view

術野に内側足背皮神経の枝である背内側趾神経が出てくることが多い。損傷しないよう注意して剥離し，背側によける。

　骨頭内側の骨隆起の切除が過度になると内反母趾の原因となりうるため，注意する。

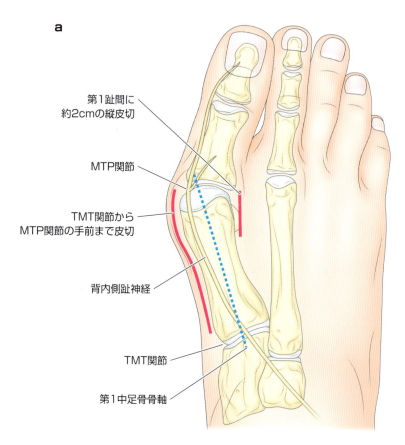

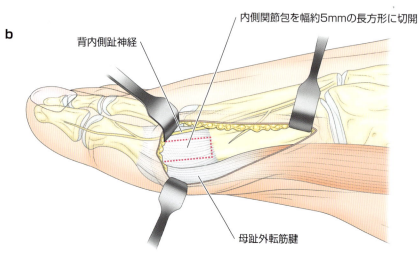

図3 皮切，展開

a：皮切は，内側はTMT関節からMTP関節の手前まで，外側は第1趾間に約2cmの縦皮切を加える。
b：内側関節包の切開。

外反母趾に対するscarf変法（水平骨切り術）

2　外側軟部組織の解離

　第1趾間背側に約2cmの縦皮切を加える。皮下を鈍的に剥離し，母趾内転筋の横頭と斜頭を関節包外の外側種子骨付着部で切離する。さらに，種子骨骨頭靱帯を含む外側関節包を縦切開する 図4a[2]。適切な量の解離は手術の重要なポイントだが，経験を要する。解離が不十分だと矯正不足となり，過度の解離は内反母趾の原因となる。母趾を徒手的に内反させたときに15°程度内反できるまで解離を進める。

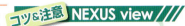

コツ&注意 NEXUS view

　母趾内転筋を切離すると，深部に深横中足靱帯がみえる。また外側関節包を切開すると深部に外側種子骨の関節面がみえる 図4b。これらがみえれば，正しい位置で解離できていることになる。
　重度変形例では，種子骨と基節骨をつなぐ共同腱を基節骨付着部で部分的に剥離することがあるが，過度にならないよう十分に注意する[2]。

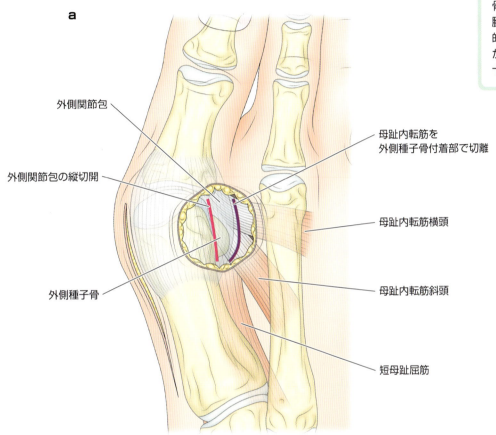

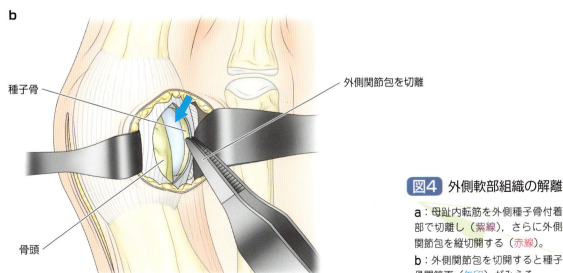

図4　外側軟部組織の解離

a：母趾内転筋を外側種子骨付着部で切離し（紫線），さらに外側関節包を縦切開する（赤線）。
b：外側関節包を切開すると種子骨関節面（矢印）がみえる。

13

3 中足骨矯正骨切り

　中足骨頚部，関節包付着部のすぐ近位からTMT関節の近位1cmに向け，マイクロボーンソー（TPS Oscillating Saw Blade, Stryker社，幅9mm，長さ31mm，厚さ0.38mm）で骨切りを行う。水平部分は，矢状面，冠状面とも足底に平行に切る。垂直部分の骨切りは，水平部分と異なる刃で（TPS Reciprosaw Blade, Stryker社，長さ22.5mm，厚さ0.38mm）で行う。矢状面は足底に垂直，水平面ではTMT関節に平行に切り，長さは2～3mmとする 図5a 。

　中足骨を短縮したときは，冠状面でわずかに背内側から底外側に向けて骨切りすると，骨頭の外側移動に伴い骨頭が底側に移動するため，短縮により背側に移動した分を相殺できる 図5b 。

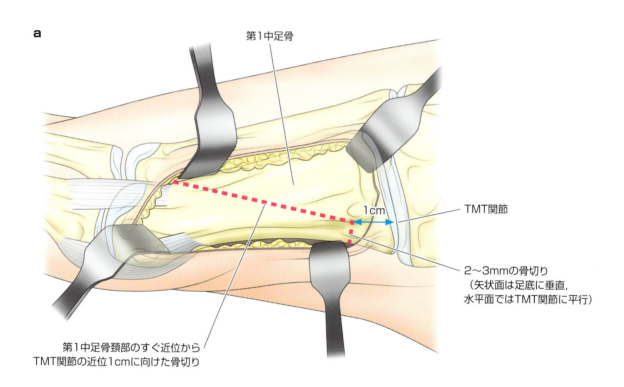

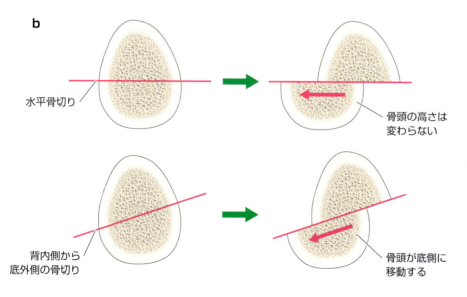

図5 中足骨の矯正骨切り

a：中足骨骨切り（矢状面）。
b：中足骨骨切り（冠状面）。水平に骨切りすると骨頭の高さは変わらないが，背内側から底外側に骨切りすると，骨頭の外側移動に伴い底側に移動する。

トラブル NEXUS view

　背外側に向けて骨切りすると第1中足骨頭が挙上し，第2MTP関節痛を引き起こす可能性があるため避ける。

　Scarf変法だと，骨幹端の骨皮質で骨切り部が接触するため，骨幹部中央で切る従来のScarf法と比べてtroughing（骨頭の挙上，回旋）の合併症が生じにくい 図5c [3]。良好な矯正および術後MTP関節可動域を得るためには，中足骨を短縮して拘縮した短母趾屈筋などの軟部組織の緊張を緩めることが有効である。遠位骨片の近位端を三角形または台形に切除する 図5d。

　骨切り後，近位骨片の遠位を手前に引き出して内反させ，また遠位骨片の骨頭を外側に押し出して外反，外側移動させて矯正する。外反量を多くして平行移動量を少なくするほうが骨頭の移動量が大きくなり，骨切り部近位で骨皮質同志が接触するためtroughingを防止できる [4]。一方で骨頭関節面が外反するのが欠点である 図5e。

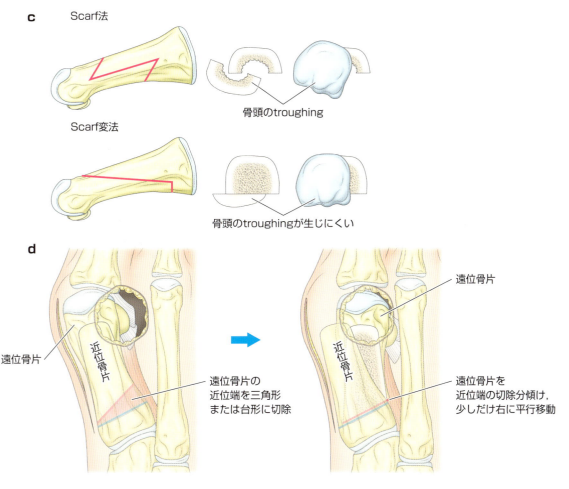

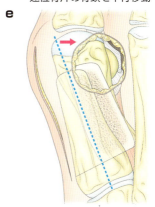

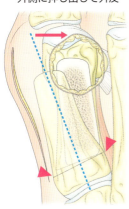

図5 中足骨の矯正骨切り（つづき）

c：通常のScarf法に比べ，Scarf変法（水平骨切り）ではtroughing（骨頭の挙上，回旋）が生じにくい。

d：中足骨の短縮。遠位骨片の近位端を水平方向に骨切りした後，reciprosawによる垂直方向の骨切りを赤線，青線の順に行い，三角形の骨片を切除する。骨切除量は，X線足部底背像で第1〜5中足骨頭を結んだ曲線（metatarsal parabola）がきれいなカーブを描くよう術前に計画しておく。

e：遠位骨片の移動。平行移動するよりも（左）外反したほうが（右）骨頭の移動量（矢印）が大きくなる。また近位で骨皮質同志が接触するため安定する（矢頭）。

4　スクリューによる固定

　ガイドピンを刺入して仮固定し，X線透視で矯正位を確認する．この時点で十分な矯正位を得る必要がある．M1M2角の矯正が不十分であれば，固定をやり直す 図6a．
　M1M2角が十分に矯正されているにもかかわらずHVAが矯正されない場合は，外側解離または中足骨の短縮を追加する．固定は，headless compression screw（Compression FT screw, Arthrex社）を3本（mini 2本，micro 1本）用いている 図6b．近位のスクリューから挿入する．スクリュー固定後，近位骨片遠位内側の余分な骨をボーンソーまたはリウエル鉗子で切除する．

> **コツ&注意　NEXUS view**
>
> 　スクリュー挿入時に矯正を損失することがあるため，ガイドピンによる仮固定に加えて鉗子や手でも矯正位をしっかりと保持する．また，背内側から底外側に斜めに挿入すると，スクリューによる圧迫機構で矯正を損失するため，可能な限り足底に垂直に挿入するようにしている 図6b．
> 　矯正角度が大きい例では骨切り部の接触が少なくなるため，スクリューを挿入できる領域は狭い．また骨粗鬆症のある例では繰り返しガイドピンを刺入していると骨を壊してしまうことがあるため注意する．

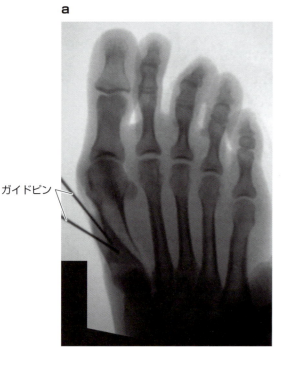
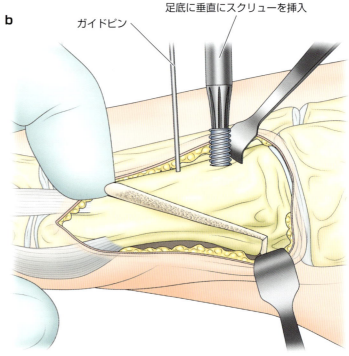

図6　ガイドピンの刺入
a：ガイドピンで仮固定後のX線透視像．このように矯正位が不十分な場合，整復をやり直す．
b：スクリュー挿入．挿入時に矯正を損失することがあるため，しっかりと保持する．またスクリューは足底に垂直に挿入する．

5 基節骨矯正骨切り

　第1中足骨の矯正骨切り後には趾節間外反角が増大する。このような場合や，HVAの矯正が不十分な時には，基節骨の矯正骨切りを追加する。著者は，Scarf変法を行うほとんどの症例で基節骨骨切りを併用している。

　内側の皮切を基節骨中央付近まで遠位に延長する。骨切り部の軟部組織を骨膜下に剥離する。基節骨内側，関節面の約1～1.5cm遠位から近位外側に向けて骨切りを行う。外側骨皮質を残すよう注意して楔状に骨切りを行う（closed wedge osteotomy）図7 。1～2mm幅を切除するが，矯正量を大きくしたいときは切除量を多くする。骨片間を用手的に圧迫し，関節面内側縁より遠位外側に向けてheadless compression screw（Compression FT screw micro，Arthrex社）を挿入する。

> **コツ&注意 NEXUS view**
> スクリュー近位端が突出していると中足骨頭の関節軟骨を損傷するため，十分骨内に挿入する。

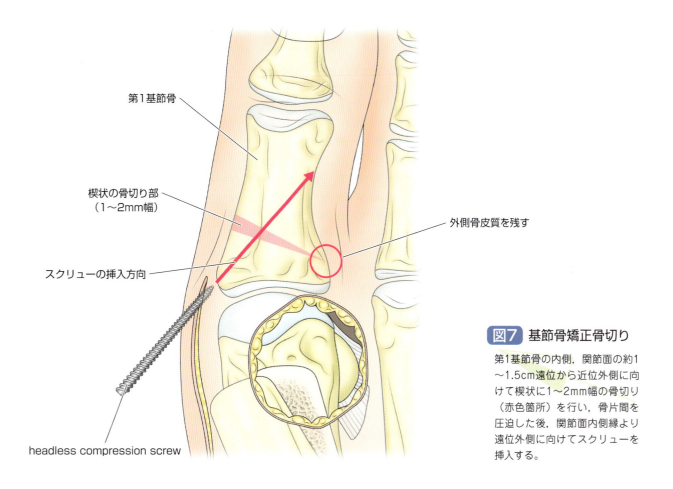

図7 基節骨矯正骨切り

第1基節骨の内側，関節面の約1～1.5cm遠位から近位外側に向けて楔状に1～2mm幅の骨切り（赤色箇所）を行い，骨片間を圧迫した後，関節面内側縁より遠位外側に向けてスクリューを挿入する。

X線透視でHVA，M1M2角，趾節骨間角，種子骨偏位が矯正されていることを確認する 図8 [5]）。

　最後に内側関節包を修復する。3-0の吸収糸（PDS，Ethicon社）を用い，底内側の関節包を母趾外転筋とともに引き上げ，pants-over-vestの要領で背側の関節包と縫縮する 図9 [2]）。この操作で矯正を得るのは難しいため，基節骨骨切りまでで十分な矯正を得る必要がある。

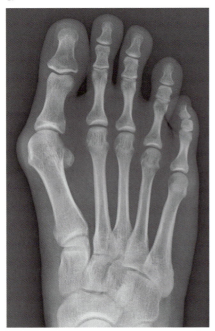
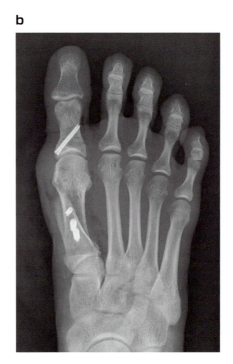

図8 術前・後のX線像
a：術前のX線像。
b：術直後のX線像。足部背底像。HVA，M1M2角，趾節間外反角，種子骨偏位が矯正されている。

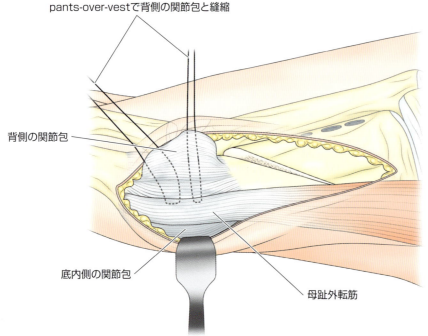

図9 内側関節包の修復
底内側の関節包を母趾外転筋とともに引き上げ，背側の関節包と縫縮する。

6 後療法

　趾間にガーゼをはさんだbulky dressingとし，圧迫包帯固定を行う．基本的には抜釘は不要である．スクリュー背側端が皮下に突出して痛みがある場合は骨癒合後に抜釘する．足趾の可動域訓練は術翌日より開始する．術直後より全荷重をしても問題ないとの報告もあるが，著者は術後2～3週の免荷，ギプス固定の後，前足部免荷サンダル（OrthoWedge，Darco社）で荷重，歩行を許可している 図10 ．前足部荷重は術後6週より開始する．

> **コツ&注意 NEXUS view**
> 　術後に母趾を適切なアライメントに保つことは意外に重要である．術直後，母趾が外反傾向であれば趾間に多めにガーゼを入れる．逆に内反傾向のときは，ガーゼを少なくして包帯を趾尖部まで巻くなど，工夫が必要である．

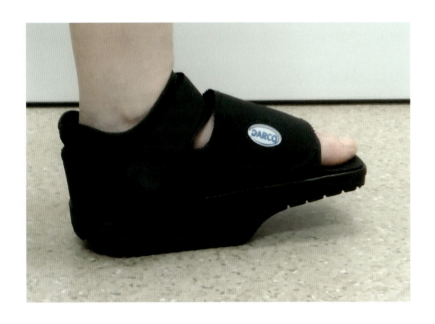

図10 術後用の前足部免荷サンダル

> 　外反母趾手術は多くの「コツ&注意」があるため，上級医のもとで十分な経験を積んだ後に行うことを推奨する．
> 　母趾の矯正を単独で行うことは少なく，2趾の屈趾や内反小趾の矯正を同時に行うことのほうが多い．これらの手術にも習熟しておく必要がある．

文献

1) 田中康仁, 高倉義典, 亀井　滋, ほか. 外反母趾の手術成績不良例に対する再手術法の検討. 日本足の外科学会雑誌 2000；21：54-60.
2) Schneider W. Distal soft tissue procedure in hallux valgus surgery: biomechanical background and technique. Int Orthop 2013；37：1669-75.
3) Coetzee JC, Rippstein P. Surgical strategies：Scarf osteotomy for hallux valgus. Foot ankle Int 2007；28：529-35.
4) Murawski CD, Egan CJ, Kennedy JG. A rotational Scarf osteotomy decreases troughing when treating hallux valgus. Clin Orthop Relat Res 2011；469：847-53.
5) Park CH, Lee WC. Recurrence of hallux valgus can be predicted from immediate postoperative non-weight-bearing radiographs. J Bone Joint Surg Am 2017；99：1190-7.

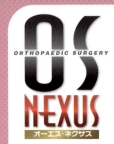

I. 変形や関節症の手術

強剛母趾に対するDLMO変法

八潮中央総合病院整形外科　中島健一郎

Introduction

　強剛母趾は，母趾の背屈制限を特徴とする第1中足趾節（metatarsophalangeal；MTP）関節の変形性関節症である[1]。従来の治療方針では，初期ならcheilectomy（関節唇切除，中足骨頭の背側骨棘切除），進行期〜末期なら関節固定術とされてきた。しかし，cheilectomyは中足骨頭の関節面背側1/3を切除する必要のある必ずしも低侵襲とはいえない術式であることや，cheilectomyの適応でなければいきなり関節固定術となることなどを考慮すると，従来の治療方針は決して満足のいくものではなかった。

　Dananbergは1986年，functional強剛母趾という概念を提唱した[2,3]。これは非荷重時には背屈制限は少ないが，荷重時には背屈制限が顕著になる状態をいう 図1 。強剛母趾患者全般にいえる特徴で，著者の自験例では81足の強剛母趾患者すべてがこのfunctional強剛母趾の状態を併せもっていた。

　ここで紹介するdistal linear metatarsal osteotomy（DLMO）変法は，外反母趾手術で有名なDLMO法をモチーフに著者が考案した，ブロッキングピンを用いた第1中足骨斜め骨切り術である。中足骨を短縮，中足骨頭を底側に移動させることで軟部組織を緩ませ，functional強剛母趾の病態を改善する。自験例では，術前背屈48.2°が術後63.5°，Visual Analogue Scale（VAS）が術前77.8から術後8.2と良好な成績である。

術前情報

●手術適応

　すべての強剛母趾患者。術前に母趾の可動域［MTP関節，趾節間（interphalangeal；IP）関節］を計測し（Dananberg test 図1 も含め），単純X線で母趾MTP関節の関節症変化 図2 を確認する。

●麻酔

　全身麻酔もしくは局所麻酔。局所麻酔は，骨切り部にE入り1％キシロカイン10mL，Kirschner鋼線（K-wire）刺入部に1％キシロカイン3mL。全身麻酔では駆血帯を使用する。

●手術体位

　仰臥位で行う。術者は健側に座る。

手術進行

1	皮切，展開
2	骨切り
3	K-wire刺入
4	後療法

強剛母趾に対するDLMO変法

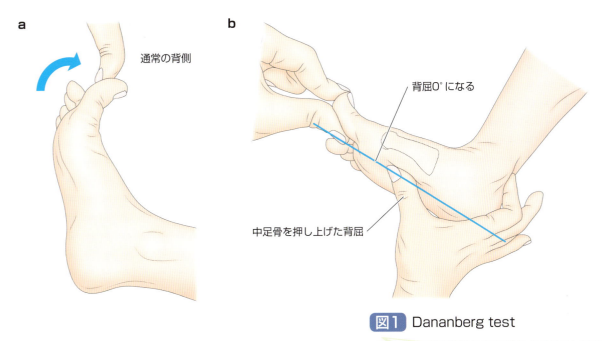

図1 Dananberg test

Functional強剛母趾の検査で行われるテストである。
a：通常の背屈。非荷重時の背屈を想定した検査。
b：中足骨を押し上げての背屈。荷重歩行時の背屈を想定した検査。強剛母趾患者はほとんどが背屈0°になる。

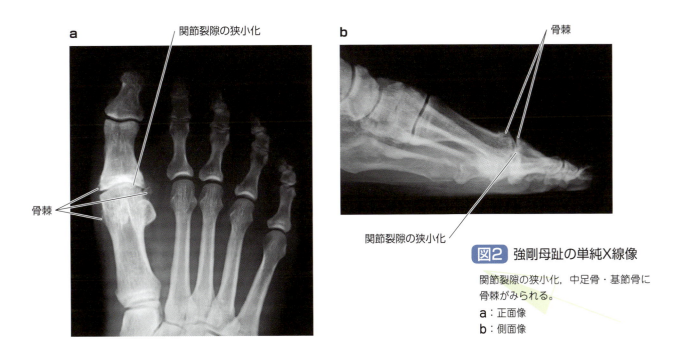

図2 強剛母趾の単純X線像

関節裂隙の狭小化，中足骨・基節骨に骨棘がみられる。
a：正面像
b：側面像

❶ 強剛母趾では，functional強剛母趾という病態を併せもつ。
❷ DLMO変法は，従来のcheilectomyや関節固定術とは異なる，強剛母趾に対する新しい術式である。
❸ 中足骨頭の近位で斜め骨切り，骨頭をずり下げ，ブロッキングピン1本で固定する。

手術手技

1 皮切，展開

　第1中足骨頭の近位に，骨軸に対して60〜70°の骨切りラインを手術ペンでマーキングしておく 図3 。骨切り予定部の直上に，長さ2cmの斜め皮切をおく。皮膚だけを切開すると，直下に皮下脂肪がみえる。このなかに皮神経と静脈が伴走しているので，鈍的に剥離し，可動性をもたせて避けられるようにする。骨に到達したら，尖刃で骨膜を切開，ラスパトリウムで骨膜を骨切りに必要なだけ剥離する。皮切と反対側の骨膜は剥離しなくても骨切りに影響はない。小さな皮切なので，ばね指手術用の小さなクリップ状の筋鉤が役に立つ。

> **コツ&注意 NEXUS view**
> 皮下脂肪の中の神経血管は，可動性をもたせて保護する。

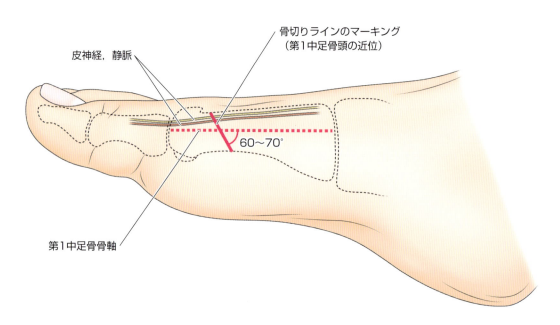

図3 皮切
骨軸に対して60〜70°の予定骨切りラインに一致した皮切のマーキングを行う。

2 骨切り

　股関節外旋，膝軽度屈曲にして，足部の外側が手術台につくようにする。透視を上から入れ，完全な側面像が写るようにする。助手には足部が浮き上がってこないよう保持してもらう。

　ボーンソーの刃を骨に押し当てる。ボーンソーは皮切の方向と同じなので，助手に鉤引きをしてもらう必要はない。神経血管が皮切の中央を通るときは，ボーンソーを骨に当てるまで傷つけないよう注意すれば，骨切り中に傷つけることはない。ボーンソーが骨軸に対して60～70°の角度に当たるようにする 図4 。

　角度が大きく（75°程度に）なると矯正不足になるので，透視で刃が骨軸に60～70°に当たっていることを確認する。

　骨切り部が遠位すぎると，関節包内に切り込んで骨片がうまくずれなくなるので，関節包に切り込まないようにする。骨棘は関節包内にあるので，骨切りが骨棘にかからないようにするのを目安にするとよい。

　助手の足部の保持が不安定だと骨切り角度がずれるので，助手にその点を再確認する。透視で刃が最も薄く写れば，骨軸に対して垂直に当たっていることを意味する。適切な位置に刃が定まったら，目をボーンソーに移し，角度がずれないように注視しながら骨切りを行う。

　皮切の上縁の視野は悪いので，骨切りは一度に全体を切るより，下2/3と上1/3をそれぞれ骨切りするほうがやりやすい。

コツ&注意　NEXUS view

①骨切り角度は60～70°とする。角度が大きくなりがちなので注意する。ボーンソーを骨軸に垂直に当てる。
②足部をしっかり保持してもらう。不安定だと骨切り角度が変わる。
③関節包内には切り込まない。骨切りが骨棘にかからないようにする。

トラブル　NEXUS view

骨切り角度が大きくなってしまったら，近位骨片の骨切り面を1～2mm薄く切除する。

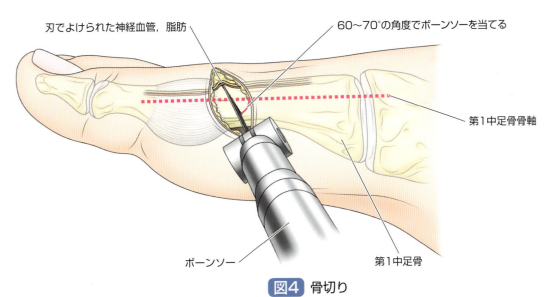

図4 骨切り
足部外側を手術台につけ，第1中足骨が手術台と平行になるようにする。ボーンソーは，骨軸に対し垂直に当て，斜め60～70°で骨切りを行う。

3 K-wire刺入

　骨切りを行ったら，骨切り部に平ノミを挿入し，ねじるようにして骨切り部を開大させる．これによって骨膜が骨をずらすのに必要な分だけはがれる．透視でみると，中足骨頭が自然と斜め下にずりさがっているのが確認できる．

　1.8mm径K-wireを，遠位骨片の関節包直上の皮下に刺入，長母趾伸筋腱の内側に沿うように遠位に進め，爪の根元で皮膚を貫くようにする 図5．K-wireが皮膚から出たら，近位端が骨切り部にくるまで引き出す．

　続いて，K-wireを逆行性に近位骨片髄腔に進める．K-wireの先を2～3mm近位骨片の骨皮質の上端に接しながら髄腔に入れる．K-wireは骨切り部の最上端より1，2mm内側に入ることが多い．術者は2つの骨片の骨切り部が接していることを確認しながら，助手にK-wireをペンチとハンマーで叩いてもらう 図6．透視でK-wireの先が中足骨基部まで進んでいることを確認する．

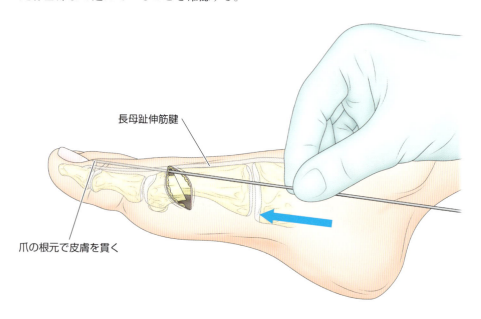

図5 K-wire刺入（順行）

K-wireは関節包上の皮下，長母趾伸筋腱の内側を通り，爪の横から皮膚外に出す．K-wireの近位端が骨切り部にくるようにする．

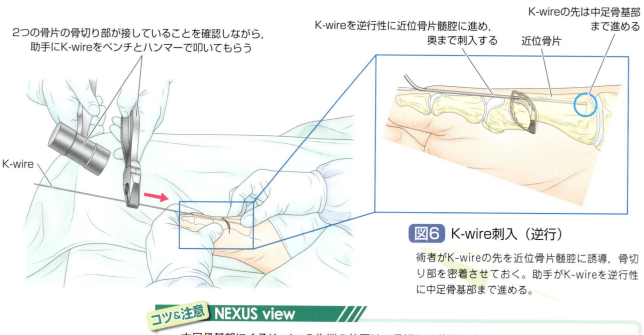

図6 K-wire刺入（逆行）

術者がK-wireの先を近位骨片髄腔に誘導，骨切り部を密着させておく．助手がK-wireを逆行性に中足骨基部まで進める．

コツ&注意 NEXUS view

中足骨基部にくるK-wireの先端の位置は，骨切りの位置や中足骨頭背側の骨棘の大きさによって変わるので，逆行性にK-wireを進める際，特に狙いどころを定める必要はない．

K-wireによって遠位骨片が骨切り面と平行に斜め下に移動していること，骨切り部が接していることを確認する．K-wireで骨頭を下げすぎていないか確認する 図7a．K-wireが骨軸に対し平行近くに入ると，骨切り部が開大し，遠位骨片が回転して下向きになり，術後，母趾球痛が出現することがあるので注意する必要がある 図7b．

　K-wireの位置に問題がなければ，皮膚から突出したK-wireは曲げてカットする．K-wireの先は爪に乗るようにする．K-wireはステリストリップでとめ，母趾全体を透明なフィルムで覆う．

> **コツ&注意 NEXUS view**
> ①術者はK-wireの先の誘導と，骨切り部が開大しないよう注意することに専念する．
> ②K-wireは助手にたたいてもらう．
> ③K-wireで骨頭を下げすぎていないか確認する．

> **トラブル NEXUS view**
> 骨切り部が開大し，遠位骨片が回転して下向きになると，術後，母趾球痛の原因となる．

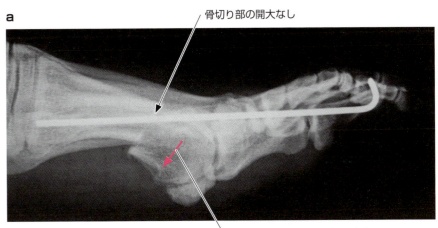

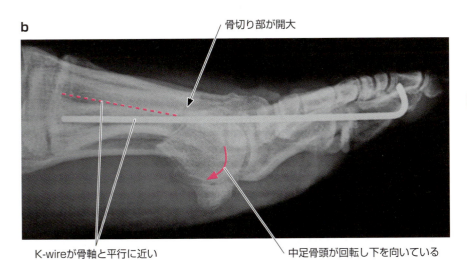

図7 ピン刺入後のX線像

a：よい例．左は骨切り部の開大なし，理想的に中足骨を短縮，中足骨頭を骨切り面と平行に移動させている．
b：悪い例．骨切り部が開大，中足骨頭が回転し下を向いている．K-wireが骨軸と平行に近くなっている．術後に母趾球痛の出現の危険性が高まる．

4 後療法

　術後6週までは前足部免荷とする．その間，屋外では前足部免荷装具 図8 を使用し，屋内では踵歩行を指示する．前足部免荷装具のまま踏み返し，前足部に荷重する人がいるので，踵歩きと同じ要領で歩くよう指導する．K-wireを靴下や布団で引っかけて抜けてしまわないよう，上からガーゼ包帯で保護する．活動的に歩く人は浸出液が多くなり，感染のリスクが上がるので注意する．

　術後4週時にK-wireを抜去し，可動域（range of motion；ROM）エクササイズを開始する．患者まかせにすると，穏やかにやりすぎて可動域が不良になることが多いので，医師がpassive ROMの強さをデモンストレーションする．母趾はK-wire固定により，他趾は踵歩行により，足趾全体にROMが落ちているので，母趾MTP関節の背屈のみならず，底屈，IP関節，他趾もROM練習する．背屈は踏み返しに，底屈は地面のグリップ力に影響する．グーパーやタオルギャザーも併せて行うとよい．

　術後6週で全荷重歩行を許可する．小走りは術後2カ月半より，スポーツ復帰は3カ月から許可する．

> **コツ&注意　NEXUS view**
> ①前足部免荷装具で踏み返す人がいる．踵歩きと同じ要領で歩いてもらう．
> ②K-wireを靴下や布団で引っかけて抜けてしまわないよう保護する．
> ③K-wire刺入部から浸出液が多い人は感染に注意．
> ④K-wire抜去後のROMエクササイズは，医師が強さをデモンストレーションする．
> ⑤母趾MTP関節以外もROM練習する．

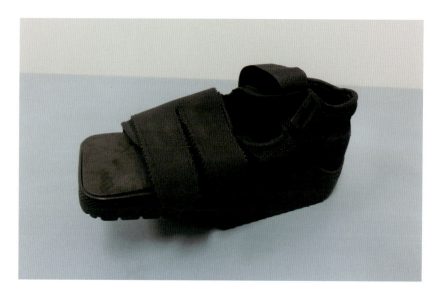

図8　前足部免荷装具（DARCO社）

文献
1) Seibert NR, Kadaikia AR. Surgical management of hallux rigidus: cheilctomy and osteotomy (phalanx and metatarsal). Foot Ankle Clin 2009 ; 14 : 9-22.
2) Dananberg HJ. Functional hallux limitus and its relationship to gait efficiency. J Am Podiatr Med Assoc 1986 ; 76 : 648-52.
3) Dananberg HJ. Gait style as an etiology to chronic postural pain. Part 1: functional hallux limitus. J Am Podiatr Med Assoc 1993 ; 83 : 433.

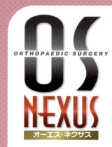

I. 変形や関節症の手術

リウマチ前足部変形に対する外反母趾scarf変法＋第2〜5中足骨短縮オフセット骨切り術

大阪南医療センター整形外科　野口　貴明
大阪南医療センター整形外科　橋本　淳
大阪大学大学院医学系研究科器官制御外科学　平尾　眞

Introduction

　関節リウマチ（rheumatoid arthritis；RA）の治療戦略は，生物学的製剤の登場により保存療法だけでなく手術療法においても大きく変化したといえる．従来の治療では関節破壊は抑制できないとの考えにより関節温存術は意味がないとされていたが，疾患コントロールを十分に行えば関節破壊の抑制が現実のものとなり，RA前足部手術においても従来の関節切除，関節固定，人工関節置換術に代わり，関節温存術が主流となりつつある．

　当院では，母趾に対してはscarf変法である第1中足骨水平骨切り術を，第2〜5趾に対しては中足骨短縮オフセット骨切り術を行っている．また，近位趾節間（proximal interphalangeal；PIP）関節の変形に対しては切除関節形成術，母趾基節骨外反に対してはAkin法での骨切り術，母趾趾節間（interphalangeal；IP）関節の背側脱臼にはIP関節固定術を追加している．ただし，第1中足骨頭が挙上しているケースでは中足骨近位での底屈骨切り術を行っている．

　ここでは，外反母趾に対するscarf変法および第2〜5趾に対する中足骨短縮オフセット骨切り術 図1 について説明する．

術前情報

●手術適応と禁忌

　当院では，RA患者で前足部変形のため歩行機能障害をきたしている患者には関節破壊や中足趾節（metatarsophalangeal；MTP）関節の脱臼が高度であっても，全例で全足趾関節温存術を行っている．また，繰り返す胼胝感染の患者には手術を絶対適応としている．

　禁忌は胼胝感染中の患者であり，そのような患者に対しては術前に入院し免荷，抗菌薬加療により治癒した後，手術を行うことにしている．

　このような適応で行ってきた関節温存術の歩行時測定圧分布は，非関節温存術に比較して健常の人に近い正常圧分布を獲得できる[1]．

●診察

　診察では靴下を脱がして趾間部まで観察を行い，胼胝の形成や感染の有無について調べる 図2．歩行する姿についても確認し，足底部がしっかり地面についているか，踏み返しができているかを確認する．

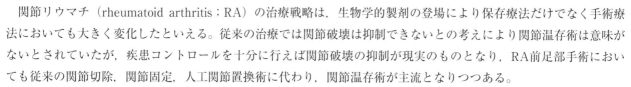

手術進行
1　皮切
2　Lesser toe中足骨骨切り
3　母趾外側の処置
4　母趾内側の処置
5　第1中足骨の骨切り（Scarf変法）
6　Lesser toeのオフセット処置
7　母趾内側の軟部組織，母趾内転筋腱の処置
8　閉創
9　後療法

リウマチ前足部変形に対する外反母趾scarf変法＋第2〜5中足骨短縮オフセット骨切り術

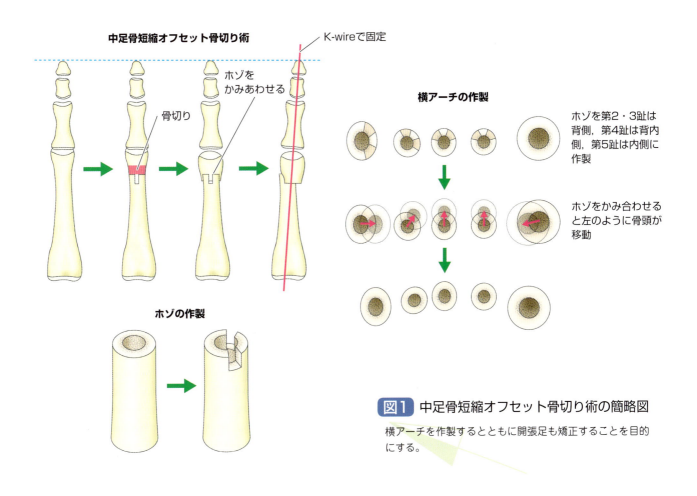

図1 中足骨短縮オフセット骨切り術の簡略図
横アーチを作製するとともに開張足も矯正することを目的にする。

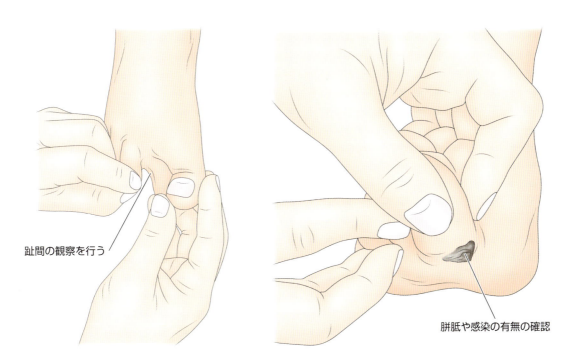

図2 趾間や胼胝の観察
感染の有無についての確認は重要である。

29

● 画像検査

立位足2方向X線撮影を行い，骨切り位置と骨切除量を決定しておく。外反母趾角（hallux valgus angle；HVA），第1〜2中足骨角（first-second intermetatarsal angle；M1M2A），第1〜5中足骨角（first-fifth intermetatarsal angle；M1M5A）を計測し，種子骨の位置（Hardy分類）も確認する 図3 。

● 術前計画

第1中足骨の基節骨外側基部に第1中足骨頭関節面がくるレベルまで短縮するよう，骨切り量を決定する。第2〜5中足骨は基節骨と中足骨が重なっている（背側脱臼している）場合，基節骨関節面のレベルに中足骨関節面がくるレベルまで短縮するように骨切り量を決定する。

最も脱臼が強い趾の長さを決定した後，各趾のバランスを考慮し母趾よりやや第2趾が長くなるように第2〜5趾がなだらかな弧を描くMaestro's line[2]を参考にして，最終骨切り量を決定する（予定より母趾骨切り量が多くなる場合もある） 図4 。

● 麻酔

麻酔科に依頼し，基本的に坐骨神経ブロック併用の全身麻酔で行っている。

● 手術体位

大腿部近位部に駆血帯をセットし仰臥位で行う。手術がしやすいように患側足部下に清潔シーツで台を作っている。また，術中はイメージを使用する 図5 。

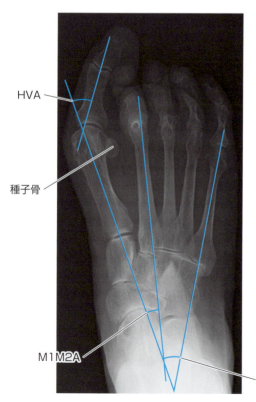

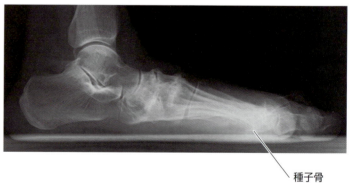

HVA：外反母趾角（hallux valgus angle）
M1M2A：第1〜2中足骨角（first-second intermetatarsal angle）
M1M5A：第1〜5中足骨角（first-fifth intermetatarsal angle）

図3 画像検査

HVA，M1M2A，M1M5A，種子骨の位置（Hardy分類）を確認する。

リウマチ前足部変形に対する外反母趾scarf変法＋第2〜5中足骨短縮オフセット骨切り術

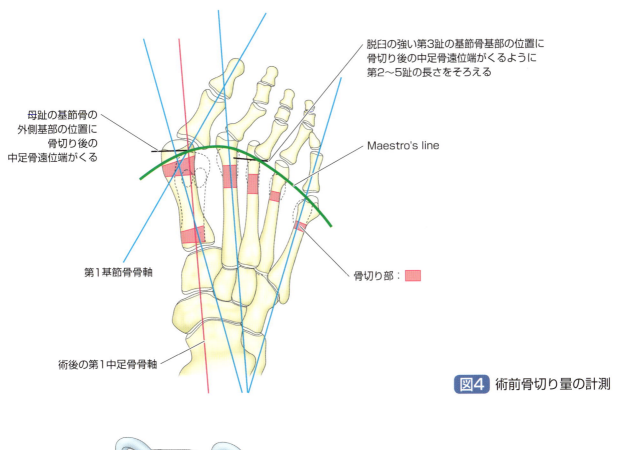

図4 術前骨切り量の計測

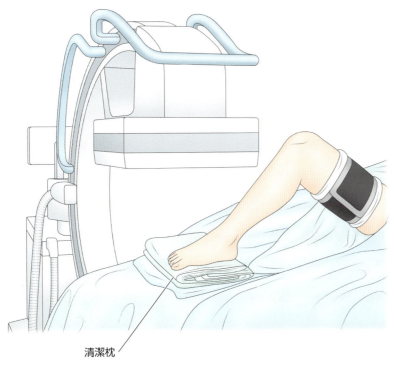

図5 体位
仰臥位で足部下に清潔枕を置き台にする。大腿部は駆血する。

 ❶関節面の形状［第1中足骨遠位関節面角（distal metatarsal articular angle；DMAA）］を把握し，どのように変形を矯正するか術前にイメージしておく。
❷骨切り量が少なすぎると，術後整復不良やlesser toeの皮膚障害・血行障害を引き起こす可能性があるので注意する。

手術手技

1 皮切

皮切は第1～2趾間背側に約2cmの縦皮切と第2～3趾間背側，第4～5趾間背側に約3cmの縦皮切，母趾基節骨基部～足根中足関節手前まで第1中足骨内側中央に縦皮切を置く 図6。血管はできるだけ焼灼せずに温存する。

> **コツ&注意 NEXUS view**
> 母趾内側皮切直下に皮神経があるので，損傷しないように注意する。
> 皮切を小さくし過ぎると展開の際に筋鉤で過度の緊張が加わるため，少し大きめにとる。

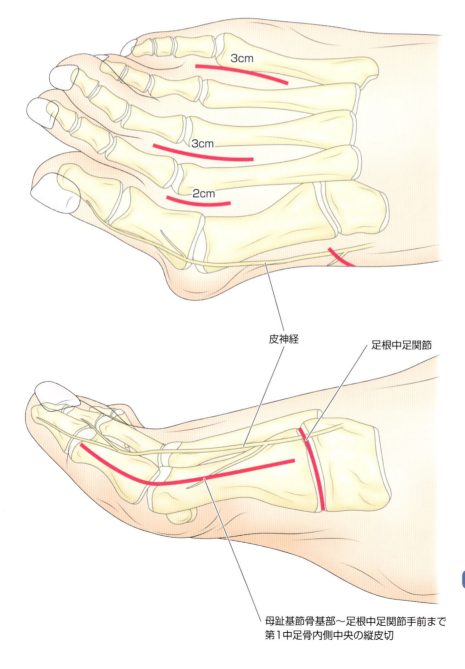

図6 皮切
皮切は第1～2趾間（約2cm），第2～3趾間（約3cm），第4～5趾間（約3cm），母趾内側に置く。

2 Lesser toeの中足骨骨切り

　第2〜3趾間の皮切を行い，最小限の展開で皮下の軟部組織を温存しながらまず鈍的に第2趾長趾伸筋（extensor digitorum longus；EDL）と短趾伸筋（extensor digitorum brevis；EDB）を同定する．EDLを内側，EDBを外側に筋鉤でレトラクトすると中央に中足骨を確認できる．骨膜を縦切開し，ラスパトリウムで骨切り部を剥離する 図7a．

　続いて，中足骨内外側に骨膜ごとホーマンレトラクターをかけ，術前に計画した骨切除量を，遠位側を中足骨頚部やや近位にマーキング（骨頭の位置を確認しながら骨頭から15mm程度の位置）し，骨軸に垂直にボーンソーで切除する．この際，先に遠位から骨切りを行う 図7b．

　同操作を第3趾，第4趾，第5趾の順に行う．第5趾に関してはEDBがないことが多い．また，第5趾は骨切り量不足による再発や，遠位で骨切りを行うとオフセットがつけにくくなるため，他趾よりも少し近位で骨切りを行っている．オフセットをつける際にホゾを作製するが，母趾の処置後に行う．

> **トラブル NEXUS view**
> 脱臼が高度の場合，骨頭周囲を剥離する際に注意深くEDLとEDBをレトラクトして切離のリスクを回避する．

> **コツ&注意 NEXUS view**
> 　MTP関節の脱臼が高度の症例では先にラスパトリウムで骨頭周囲の骨膜，関節包を剥離すると，その後の処理で骨頭を露出させやすくなる．脱臼がない趾は骨頭を露出させる必要はない．
> 　骨頭を露出させ脱臼を整復する際は，遠位骨片を摂子で把持し近位側に牽引しながら趾を屈曲し，関節包および周囲との癒着をメスやラスパトリウムを用いて剥離する．骨頭周囲の骨は脆弱であるため，関節面が不明瞭なときはエレバトリウムを無理に挿入せずに愛護的にゆっくりと操作する 図7c．骨頭周囲に滑膜増殖がある場合は切除し，側副靱帯は脱臼が高度の場合は切離する．
> 　槌趾変形を合併している場合，PIP関節の処置（切除関節形成術）を最初に行うことによりPIP関節内にスペースができ，MTP関節の脱臼を整復しやすくなる．

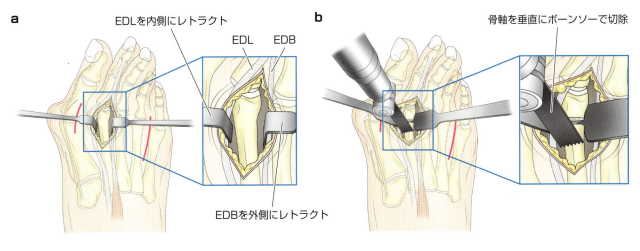

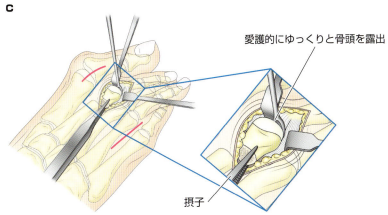

図7　Lesser toeの展開
a：骨切り部の展開．
b：ボーンソーによる骨切り．骨軸に垂直に，遠位から先に骨切りを行う．
c：中足骨頭の展開．骨頭周囲を丁寧に剥離し骨頭を愛護的に露出させる．展開の際は摂子で骨を把持しながら行うが，強く把持しすぎると骨が割れるので注意する．

3 母趾外側の処置

　第1～2趾間の皮切を行い，皮下を鈍的に剥離する。母趾内転筋の筋膜を同定し，筋膜をメスで縦切開して剥離すると母趾内転筋が確認できる。母趾内転筋腱を付着部やや近位で3-0 PDS糸を用いてマーキング（3回糸をかける）し，第1基節骨付着部から切離する 図8a 。母趾内転筋腱は周囲と癒着しているケースが多く剥離しフリーにする。また，外側種子骨と周囲の癒着もしっかりと剥離する。最後に外側種子骨と第2中足骨間の横中足靱帯も切離する。

　外反母趾を矯正後に保持しつつ母趾MTP関節外側関節包をメスで縦切開し，剪刀で第1中足骨近位部まで骨膜を縦にスプリットし 図8b ，足底側骨膜をラスパトリウムで剥離する 図8c 。

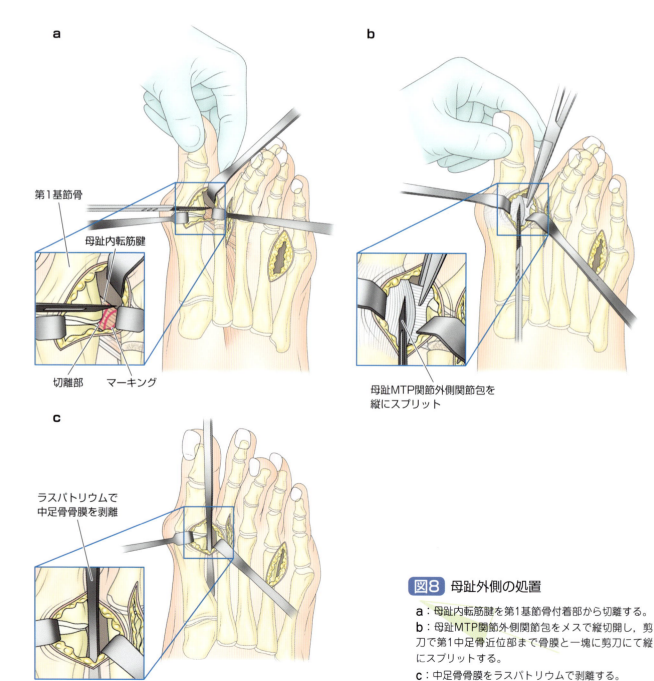

図8 母趾外側の処置

a：母趾内転筋腱を第1基節骨付着部から切離する。
b：母趾MTP関節外側関節包をメスで縦切開し，剪刀で第1中足骨近位部まで骨膜と一塊に剪刀にて縦にスプリットする。
c：中足骨骨膜をラスパトリウムで剥離する。

4 母趾内側の処置

　下肢を外旋させて手術を行う。母趾基節骨基部から中足楔状関節手前まで第1中足骨内側中央に縦皮切を置き，軟部組織を鈍的に剥離し皮神経を同定する。血管はできるだけ温存して神経を背側にレトラクトし，母趾MTP関節の内側関節包遠位の基節骨を基部として幅約10mm，長さ30～40mmの短冊状flapをメスにて切開し作製する 図9 。MTP関節を露出させ周囲との癒着を剥離し，近位部は骨膜を剥離する。

> **コツ&注意 NEXUS view**
> 　皮神経はほぼ中足骨中央付近に血管と並走している。周囲と剥離ができれば必ず背側に避ける。損傷すれば術後にしびれや疼痛を訴えることがある。
> 　Flap作製時，RA患者では特に関節包・骨膜ともに菲薄化しているので途中で断裂しないように注意する。

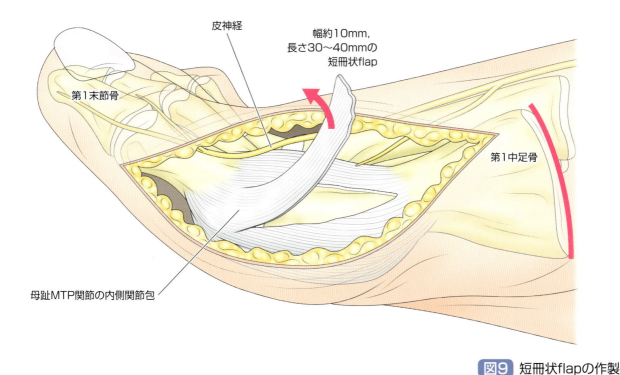

図9 短冊状flapの作製

5 第1中足骨の骨切り（Scarf変法）

　近位足底部に2cm幅の筋鉤をかけ，遠位底背側部にホーマンレトラクターをかけて第1中足骨の骨切りの準備をする．遠位側はMTP関節面から約10mm，近位側も中足楔状関節から約10mmの位置より足底に水平になるよう骨切り線をマーキングする 図10b．その際，どちらかの骨が薄くなりすぎないように注意する．骨切りはボーンソーにてやや打ち下ろす角度で骨切りを行う（遠位骨片を外側に移動させる際に底側方向にずれるようにする）図10a．

　第1中足骨遠位関節面傾斜角（distal metatarsal articular angle；DMAA）を考慮し骨頭の方向を決めつつ，できるだけ第1中足骨と第2中足骨が平行かつ第1～2中足骨間の距離が小さくなるように遠位骨片を外側方向へずらす（遠位と近位骨片の重なりが最低でも30％程度あれば固定性や骨癒合には問題ない）図10c．

　骨片間には切除した骨を移植し，イメージにて整復位を確認しコッヘルで把持しながらACUTWIST（日本メディカルネクスト社）専用の1.1mmガイドピン3本で仮固定を行う 図10d．ピンの刺入位置はできるだけ立体的に，必ず1本は骨頭方向へ刺入するようにしている．

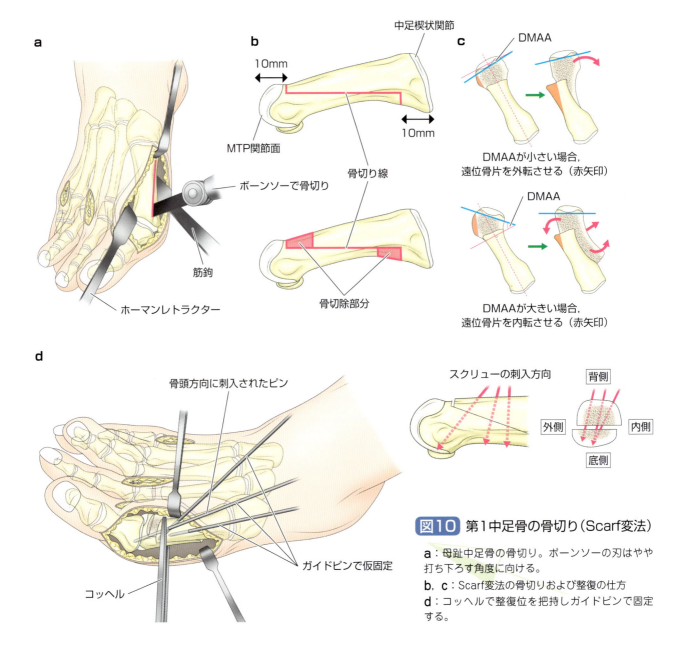

図10 第1中足骨の骨切り（Scarf変法）
a：母趾中足骨の骨切り．ボーンソーの刃はやや打ち下ろす角度に向ける．
b，c：Scarf変法の骨切りおよび整復の仕方
d：コッヘルで整復位を把持しガイドピンで固定する．

再度イメージにて整復位が維持されていることを確認し，コッヘルで把持しながらガイドピンを1本抜去し30mm長のACUTWISTを足底部にスクリュー先端が少しみえるところまで挿入する（骨頭方向へのスクリューは関節面にかかる可能性もあるため軟骨下骨部までとする）図10e。

　同操作を繰り返し，ACUTWISTを3本挿入し固定性が不良であれば1本ないし2本追加するが，概ね3本で良好な固定性が得られる．手前に余っているACUTWISTのスクリュー部分をピンカッターにて挿入部ぎりぎりの位置で切断する．最後に第1中足骨頭内側の骨突出部および移動の際に突出した近位骨片の骨を必ずコッヘルで把持しながらボーンソーにてトリミングを行う．

> **トラブル　NEXUS view**
> ACUTWISTはセルフタップであるため，ガイドピンと同じ位置に挿入しないと骨にストレスがかかり，骨折を起こすことがあるので注意する．

> **コツ&注意　NEXUS view**
> RA患者においては種子骨と周囲の癒着が高度であり，種子骨周囲の癒着をしっかり剥離することが術後の種子骨の位置の整復に重要なポイントになる．著者らは整復位の目標をHVAが10°未満，M1M2Aが5°前後，M1M5Aが20°前後，Hardy分類はgradeⅠ～Ⅱとしている．

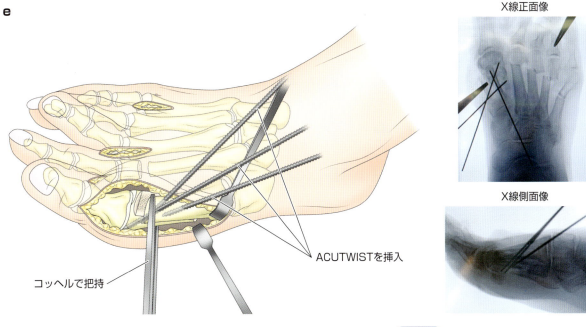

図10 第1中足骨の骨切り（つづき）
e：コッヘルで把持しながらガイドピンを抜去しACUTWISTを挿入する．

6 Lesser toeのオフセット処置

　骨切り後の第2〜5中足骨の近位側を，横アーチを再建すべく第2，3趾は背側へ，第4趾は背内側へ，第5趾は内方へオフセットが付くように2mmスチールバーを装着したサージエアトームで骨皮質に長さ3〜5mmの溝を掘り，遠位骨片の骨髄腔に差し込めるホゾを作製する 図11a 。遠位骨片の髄腔が狭い場合はサージエアトームを用いて髄腔を適宜広げる。

　遠位骨片が近位骨片のホゾにかみ合わせることができるか確認する。MTP関節を整復してその保持を術者が母示指で上下から挟んで確認しながら1.2mm径K-wireを中足骨遠位骨片の近位断裂面から刺入し，関節面を貫通し，趾節骨髄内を通り，趾尖部から皮膚外に出す 図11b 。この際，保持している指でK-wireの振動を感じることで，K-wireの進入している方向を知るとやりやすい。K-wireを骨切り面まで引き抜き，ホゾにかみ合わせながら逆行性にLisfranc関節を貫通するまで刺入する 図11c 。イメージにてK-wireが骨内に刺入されているか，MTP関節が整復されているかを確認し，適切な刺入位置まで調整しK-wire先端を曲げて短くカットする。

> **トラブル NEXUS view**
> ホゾは細いため折れることがあるので，ホゾ作製後は愛護的に処置する。

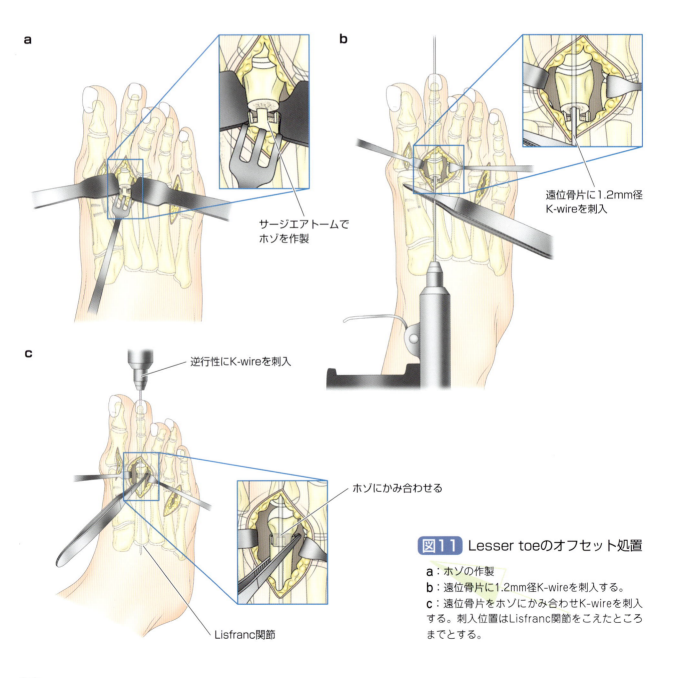

図11 Lesser toeのオフセット処置
a：ホゾの作製
b：遠位骨片に1.2mm径K-wireを刺入する。
c：遠位骨片をホゾにかみ合わせK-wireを刺入する。刺入位置はLisfranc関節をこえたところまでとする。

7 母趾内側の軟部組織，母趾内転筋腱の処置

短冊状flapの関節包をMTP関節内側から外側へ引っ張り出し，MTP関節内にinterposeさせてマーキングした母趾内転筋腱と縫合する 図12 。

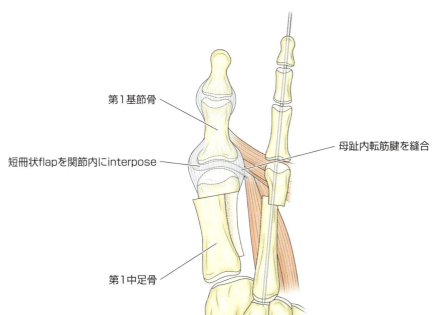

図12 母趾内側の軟部組織，母趾内転筋腱の処置

短冊状flapを母趾MTP関節内にinterposeさせることで関節裂隙の狭小化を予防するとともに，母趾基節骨に内反力を加える。

8 閉創

母趾内側の関節包と骨膜はflap幅約10mm縫縮するように3-0PDS糸で縫合し，皮下は縫合せず皮膚を4-0ナイロン糸で縫合する．皮膚縫合の際は術後の足部腫脹を考慮し強く締めないように留意する．創部はソフラチュールを貼付しガーゼ包帯固定をする．外固定は行わない 図13 。

トラブル NEXUS view

閉創後，足趾の血流の評価を行い，足趾の皮膚色が悪ければ膝の屈曲やプロスタグランジン製剤の投与などにより足趾の血流を促す処置を行う。
手術開始から6時間程度までしっかりと足趾の観察を行い，それでも皮膚色が悪ければ刺入しているK-wireを抜去する．1本抜去しても固定性には問題ない．

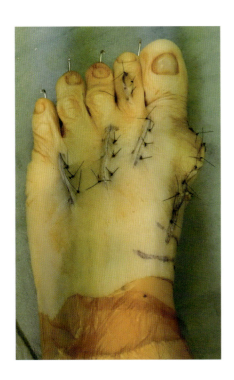

図13 閉創後

9 後療法

　術翌日から踵接地を許可しているが，全趾手術している影響もあり足部が腫脹するので，腫脹軽減のためできるだけ歩行をしないように指導し，車いすも挙上式下肢サポート車いすを使用するようにしている。母趾MTP関節の可動域訓練は疼痛に応じて術後7日頃より開始する。

　術後5〜7日目に足部のアーチサポートを作製し，術後2週で2〜5趾に刺入されているK-wireの抜去と抜糸を行う。同時にlesser toeの可動域訓練やアーチサポートを装着しての全荷重歩行を開始する。ただし，爪先立ちや踏み返しに関しては骨癒合が得られる術後3，4カ月頃より許可している。そのタイミングでアーチサポートの装着を終了する。

症例提示

　術前，術後のX線像 図14，外観写真を示す 図15。

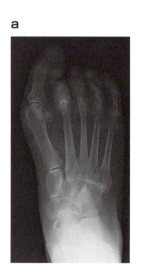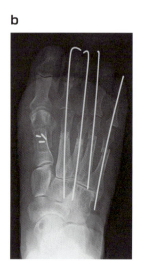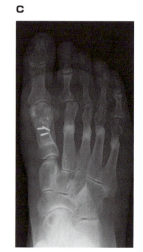

図14 術前，術直後，術後1年のX線像
a：術前
b：術直後
c：術後1年

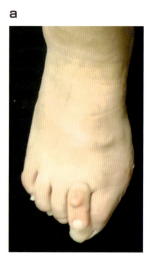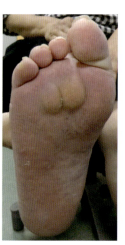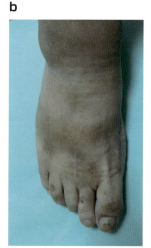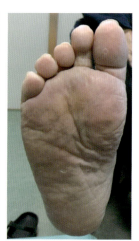

図15 術前後の外観
a：術前
b：術後1年。第2，3中足骨頭部底側にみられた胼胝はきれいに消失している。

文献
1) Ebina K, Hirao M, Takagi K, et al. Comparison of the effects of forefoot joint-preserving arthroplasty and resection-replacement arthroplasty on walking plantar pressure distribution and patient-based outcomes in patients with rheumatoid arthritis. PLOS ONE 2017;12:e0183805
2) Maestro M, Besse JL, Ragusa M, et al. Forefoot morphotype study and planning method for forefoot osteotomy. Foot Ankle Clin 2003;8:695-710

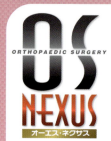

I. 変形や関節症の手術

変形性足関節症に対する低位脛骨骨切り術

聖マリアンナ医科大学横浜市西部病院 　原口　直樹

Introduction

術前情報

●**手術適応**

手術適応は，Takakura分類[1]の3A期までである．3B期は適応外であるが，関節固定を望まない患者では，その限界を理解してもらったうえで，内果の骨切りや踵骨骨切りなどを併用して行うこともある．

●**禁忌**

末梢血管病変のある患者や同部位に手術歴のある患者では，創の治癒不全や感染のリスクが高くなるので，他の方法を選択する．

●**画像検査**

立位X線像で病期を決定する．

●**麻酔**

全身麻酔で行う．必要に応じて坐骨神経ブロックを追加する．

●**手術体位**

仰臥位で行う 図1 ．X線透視装置は健側から手術台に垂直方向に挿入する．

手術進行

1. 外側切開，腓骨骨切り
2. K-wireの刺入，内側切開
3. 脛骨骨切り，骨切り部の開大
4. プレート固定，骨補填材料の挿入
5. 内果が大きく開大している場合の内果骨切り
　・症例提示
6. 後療法

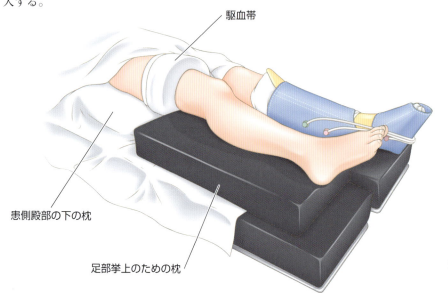

図1 手術体位

患側殿部の下に枕を挿入しておく．

① 内側の皮切は後方にカーブさせて，プレートがその直下になることを避ける．
② 内側の手術では伏在神経を損傷しないように十分注意する．
③ 骨切りはヒンジとしてのKirschner鋼線（K-wire）を刺入し，ゆっくりと開大していく．

42

変形性足関節症に対する低位脛骨骨切り術

手術手技

1 外側切開，腓骨骨切り

腓骨直上に，外果先端までの直線縦切開を置く 図2 。
脛腓骨靱帯結合の上縁レベルで腓骨を楔型に骨切りする 図3 。

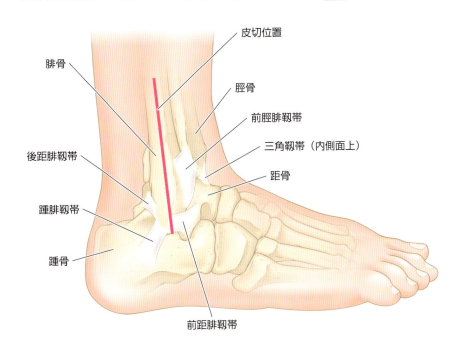

図2 皮切

腓骨直上に，外果先端までの直線縦切開を置く。

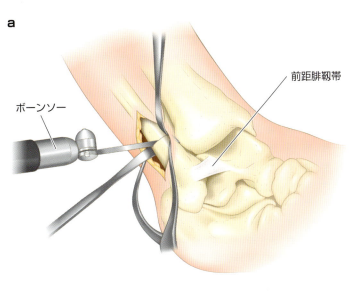

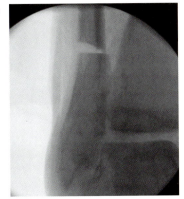

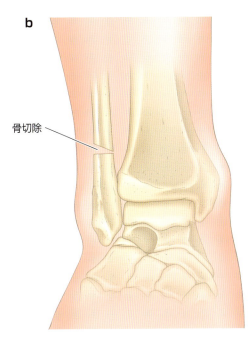

図3 腓骨の骨切除

脛腓骨靱帯結合の上縁レベルで腓骨を楔型に骨切除する。
a：ボーンソーによる骨切除
b：切除後
c：切除後のX線像

43

2 K-wireの刺入，内側切開

脛骨天蓋外側下方に小切開をおき，脛骨遠位外側に1.6mm径K-wireを刺入しておく 図4a。

脛骨遠位内側に弧状切開を置く 図4b。これは皮切の直下にプレートが位置しないようにするためである。

> **コツ&注意 NEXUS view**
> 脛骨内側には伏在神経が大伏在静脈に伴走して存在する。同定して確実に前方に避けておく。

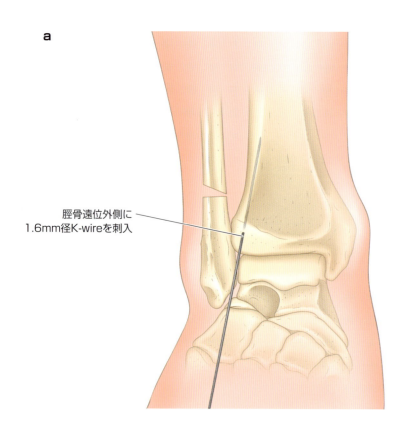

脛骨遠位外側に1.6mm径K-wireを刺入

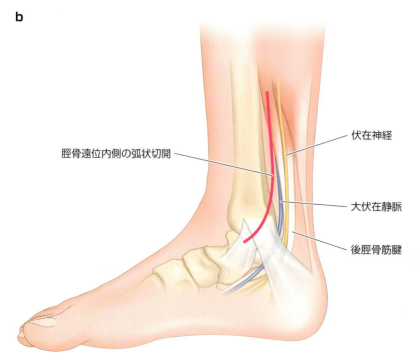

脛骨遠位内側の弧状切開

伏在神経
大伏在静脈
後脛骨筋腱

図4 K-wireの刺入，内側の皮切

a：脛骨天蓋外側下方に小切開をおき，脛骨遠位外側に1.6mm径K-wireを刺入する。
b：後方カーブの皮切で進入する。

変形性足関節症に対する低位脛骨骨切り術

3 脛骨骨切り，骨切り部の開大

脛骨内側の骨膜に横切開を入れて剥離し，ボーンソーを用いて脛骨内側から，K-wireに当たるまで骨切りを行う 図5 。前方と後方の軟部組織を剥離して，確実に避けておく。

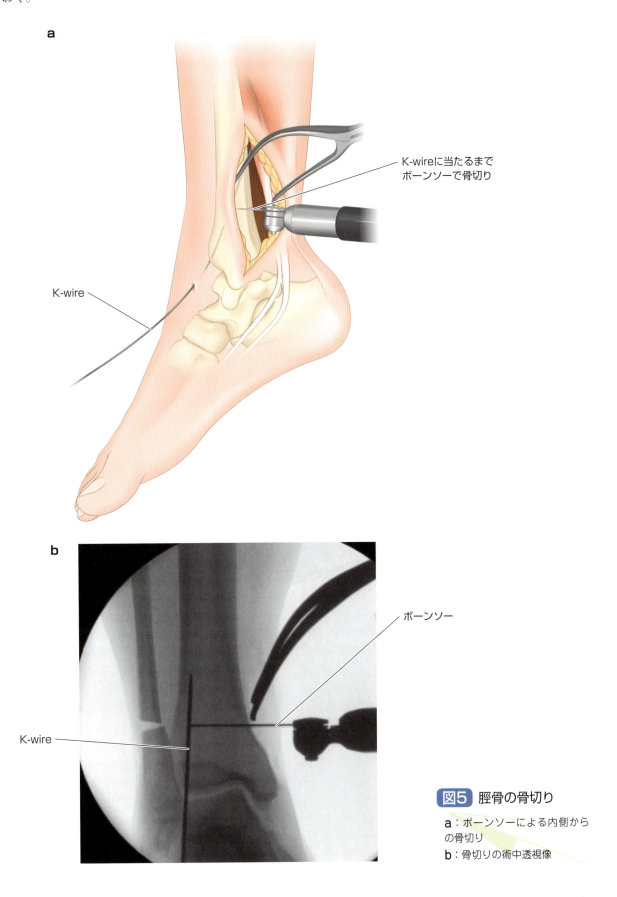

図5 脛骨の骨切り
a：ボーンソーによる内側からの骨切り
b：骨切りの術中透視像

45

骨切り部にノミを入れて徐々に開大し，開大部にラミナスプレッダーを挿入して，正面天蓋角が96〜98°になるまで開大する 図6 。術中X線像や透視像で角度を計測する。

> **トラブル** **NEXUS view**
>
> 骨切り部の開大は時間をかけて慎重に行う。もし外側皮質が割れて離開してしまった場合は，K-wireを抜去していったん開大部を閉じ，再度適切な位置にできれば2本並行して刺入し直して，再度骨切り部を開大する。

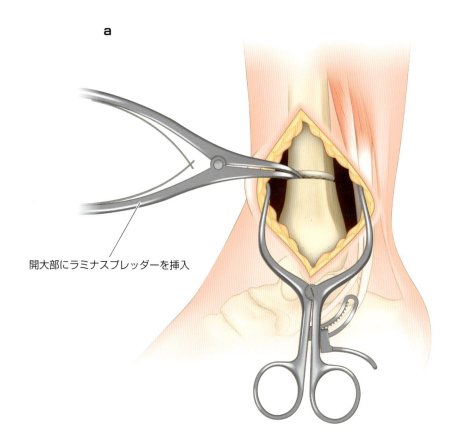

開大部にラミナスプレッダーを挿入

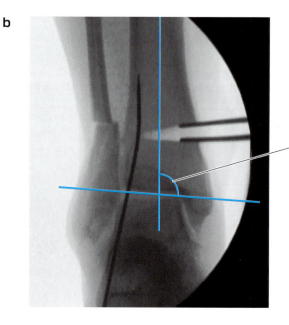

正面天蓋角が96〜98°になるまで開大

図6 脛骨骨切り部の開大
a：ラミナスプレッダーで骨切り部を徐々に開大する。
b：操作中の透視像。

46

変形性足関節症に対する低位脛骨骨切り術

4 プレート固定，骨補填材料の挿入

プレートは可能な限り薄いものでロッキング機構のあるものが望ましい。著者らはAnkle Plating System®（Acumed社）を用いている。

プレート固定後，骨補填材β-リン酸三カルシウム（オスフェリオン®，オリンパステルモバイオマテリアル社）を楔型に形成して充填する 図7 。

> **コツ&注意 NEXUS view**
> 内側の皮膚への刺激を最小限にするために，骨切り後の内側の骨の形状に合わせてプレートをベンディングする。

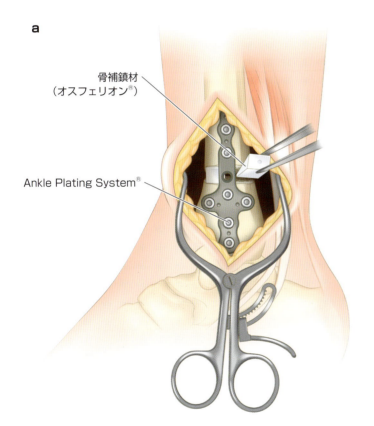
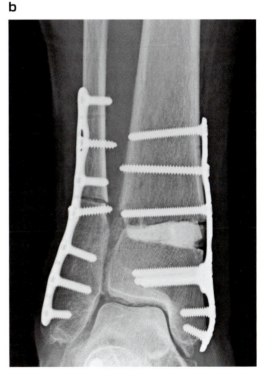

図7 骨補填の挿入
a：プレート固定後，脛骨骨切り部位への骨補填材（オスフェリオン®）を挿入する。
b：術後X線正面像。腓骨も同様にプレート固定する。

5 内果が大きく開大している場合の内果骨切り

しばしば内反型足関節症では内果が開大して変形している。この場合は長谷川らの内果の開大式骨切り[2]を追加することにより内果の変形を矯正する。これにより足関節の安定性を向上させるとともに，荷重点[3]をより外側に移動させることが可能となる。内果の骨切りを行う場合は，低位脛骨骨切りの前に行っておく。

内側の皮切はやや遠位に延長する。天蓋側に2本，内果より斜めに2本の合計4本の1.0mm径K-wireを刺入してヒンジとし 図8a ，開大部の関節側が離開しないようにする。

スプレッダーで開大し，VariAx Foot®（Stryker社）で前方から固定する。その後に低位脛骨骨切りを行う 図8b 。開大部には骨補填材（オスフェリオン®）を充填する。

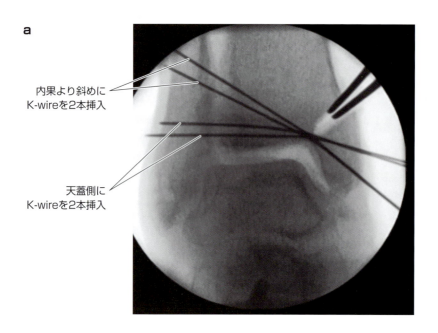

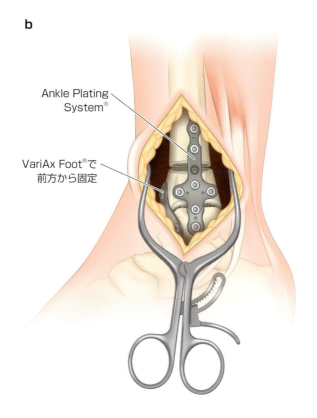

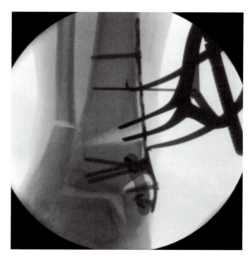

図8 内果の骨切りを併用する場合

a：天蓋側に2本，内果より斜めに2本の合計4本の1.0mm径K-wireを刺入してヒンジとする。開大部の関節側が離開しないように，徐々にスプレッダーで開大する。
b：前方からVariAx Foot®（Stryker社）で固定し，その後同様に低位脛骨骨切り術を行う。

症例提示

図9に術前，術後X線像を示す。

> **コツ&注意 NEXUS view**
> 距骨傾斜が強い症例では，三角靱帯の深層を全切離し，かつ踵骨の外方移動骨切りを追加する必要がある。

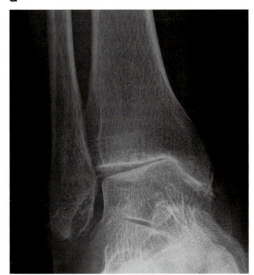

図9 内果骨切りを併用した症例の立位X線像
a：術前
b：術後

6　後療法

術後2週程度で抜糸を行うが，それまでシーネ固定とする。薄いプレートは脆弱であるために，シーネを除去した術後約2週から膝蓋腱支持装具装着下に歩行する。骨切り部の外側1/3程度が癒合していれば全荷重は可能である。全荷重までには最短でも12週を要する。

文献

1) Tanaka Y, Takakura Y, Hayashi K, et al. Low tibial osteotomy for varus-type osteoarthritis of the ankle. J Bone Joint Surg Br 2006；88：909-13.
2) 長谷川惇, 金子洋之, 柳川天志, ほか. 変形性足関節症に対する足関節形成術の試み. 日本足の外科学会雑誌 1997；18：101-8.
3) Haraguchi N, Ota K, Tsunoda N, et al. Weight-bearing-line analysis in supramalleolar osteotomy for varus-type osteoarthritis of the ankle. J Bone Joint Surg Am 2015；97：333-9.

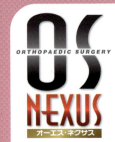

I. 変形や関節症の手術

人工距骨を併用した人工足関節置換術（combined TAA）

神戸大学大学院医学研究科整形外科学　神崎　至幸
神戸大学大学院医学研究科整形外科学　黒田　良祐

Introduction

わが国の人工距骨は，現在は京セラ社製しか存在せず，必然的に人工距骨を併用した人工足関節全置換術（combined total ankle arthroplasty；combined TAA）は，人工距骨とTNK人工足関節（京セラ社）の脛骨コンポーネントを組み合わせて行うことになる 図1 。

術前情報

● 手術適応

手術適応の前提として，保存療法に抵抗を示す末期（高倉・田中分類Ⅲb期・Ⅳ期）の変形性足関節症（osteoarthritis of the ankle；足関節OA）であること，もしくは距腿関節の破壊を認める関節リウマチ（rheumatoid arthritis；RA）患者であること，すなわち通常のTAAの適応であることが挙げられる。高倉・田中分類を 図2 に示す[1,2]。

さらに著者らは，高齢者やRA患者などの活動性の低い患者に適応を限定している。その理由は，距骨壊死に対する人工距骨置換術の中期成績は良好であることが報告されているが[3]，combined TAAの中期以上の成績の報告がなく，再置換術に対する明確な術式も確立していないためである。

以上の条件を満たしたうえに，画像上の距踵関節障害，同関節の圧痛や歩行時痛を認め，距踵関節ブロックで一時的な除痛が得られるものを適応としている。また，距骨の著明な圧壊を伴った症例や，通常のTAAに対する再置換術，広範囲の距骨壊死に脛骨天蓋の関節症性変化を伴った症例などもよい適応と考える。

● 禁忌

禁忌は通常のTAAと同じく，感染後，Charcot関節，関節固定術後などが挙げられる。また，内反変形の強い足関節に対するTAAの成績は不良であるとの報告もあり[4]，combined TAAに対しても推奨はしない。

● 麻酔

全身麻酔，腰椎麻酔で行う。

● 手術体位

仰臥位で行うが，足関節が正面を向くように患側の腰部の下にタオルなどをはさむことが多い 図3 。

手術進行

1. 皮切，展開
2. 距骨の摘出
3. 脛骨の骨切り
4. 脛骨アンカーの作製
5. インプラントの設置
6. 閉創，後療法

人工距骨を併用した人工足関節置換術（combined TAA）

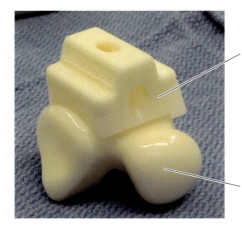

図1 Combined TAA
・TNK人工足関節の脛骨コンポーネント
・人工距骨

人工距骨とTNK人工足関節の脛骨コンポーネントを組み合わせる。

I期	II期	IIIa期	IIIb期	IV期
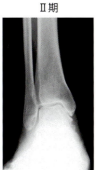	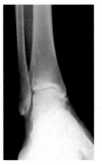	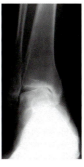	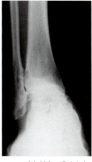	

図2 高倉・田中分類
I期：骨硬化，骨棘のみ
II期：内果関節部の関節裂隙狭小化
IIIa期：内果関節部の関節裂隙消失
IIIb期：内果関節部と天蓋内側部の関節裂隙消失
IV期：天蓋全体の関節裂隙消失

（文献1, 2より）

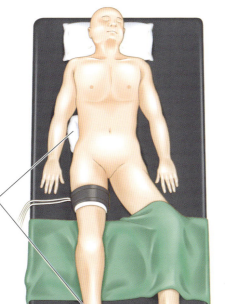

腰部をバスタオルなどで少し挙上し，足関節が正面を向くようにする

図3 手術体位

❶ 最も重要なのは手術適応であり，安易に行わず厳密に適応を絞って行うべきである。
❷ 距骨の圧壊が著明な場合，スペースがなく人工距骨が入りにくいことがある。その際は先に脛骨側を骨切りしたほうがやりやすい。
❸ 踵骨側の関節軟骨を傷付けないようにすることが非常に重要である。

51

手術手技

1 皮切，展開

　約10cmの足関節正中縦切開を加えるが，通常のTAAと違い距舟関節の展開が必要であるためやや遠位まで皮切を伸ばす 図4a 。

　伸筋支帯も同様に縦切開し，前脛骨筋腱を内側に，足背動静脈，浅腓骨神経，長母趾伸筋腱を外側によけて関節包に達する。骨膜を剥離し，関節包を滑膜ごと切除して足関節を展開するが，その際は浅腓骨神経や足背動脈の枝である内果動脈に注意する 図4b 。内果動脈は焼灼する。

　距舟関節の関節包を切開し，距骨頭をしっかりと露出できれば距骨の摘出に移る 図4c 。

> **コツ&注意 NEXUS view**
> 浅腓骨神経は遠位にいくに従い内側へと走行しているため，必ず確認して確実にレトラクトする。

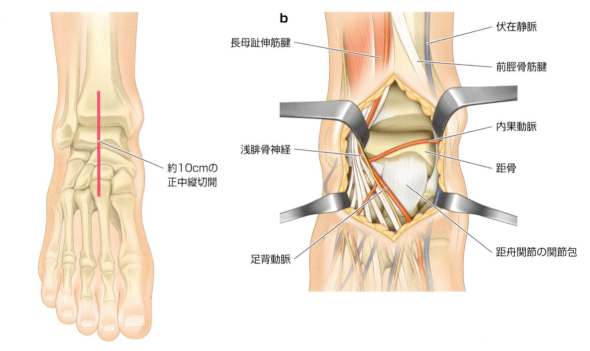

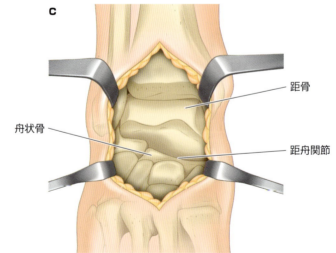

図4 皮切と展開
a：皮切
b：浅腓骨神経と内果動脈に注意して展開する。
c：距舟関節まで展開して距骨頭を確認する。

人工距骨を併用した人工足関節置換術（combined TAA）

2 距骨の摘出

　ボーンソーやノミを用いて，距骨頭から体部に向けて約1cm幅で短冊状に距骨を切除していく。体部後方は切る方向を変えるが，こちらも短冊状に切除する 図5 。その際，距骨に付着している靱帯は距骨付着部ですべて切除しながら距骨を摘出していくことになる。

> **コツ&注意 NEXUS view**
> 距踵関節の踵骨側の軟骨を傷付けないよう，骨切りの途中までボーンソーを使用し，最後はノミで骨切りを行う。

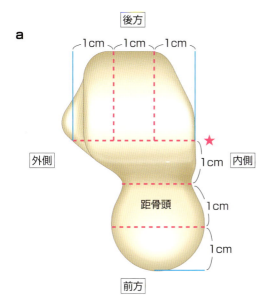

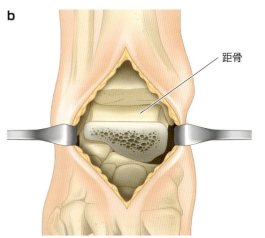

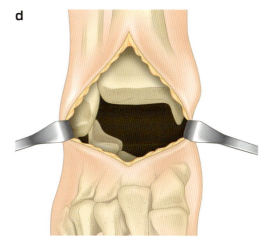

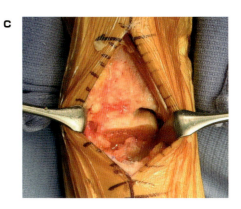

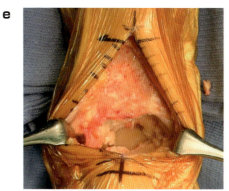

図5 距骨の摘出
a：距骨骨切りのイメージ。距骨頭から体部に向けて約1cm幅で短冊状に距骨を切除していく。
b，c：aの★まで距骨を切除した状態
d，e：距骨をすべて切除した状態

53

3 脛骨の骨切り

距骨を完全に摘出した後に，人工距骨を設置してみてテンションや内・外反のバランスをチェックする．人工距骨が入らない場合は，先に脛骨の骨切りを行う．通常のTNK人工足関節と同様，アライメントバーが脛骨骨軸と水平になるように脛骨カッティングガイドを設置する 図6 ．

骨切り面が前開き10°となるよう，脛骨カッティングガイドに沿ってマイクロボーンソーで骨切りを行うが，後方の骨皮質は切除してしまわないよう注意を要する．骨切り量は関節面から約12mmが目安であるが，足関節内・外反がflexibleなものは少なめに，rigidなものは多めに切ることが多い．後方に残った海綿骨はスチールバーなどを用いて，コンポーネントの接触面が平坦になるように整える 図7 ．

> **コツ&注意 NEXUS view**
> テンションは脛骨の骨切りで調整するしかないため，最初から切りすぎないように注意が必要である．

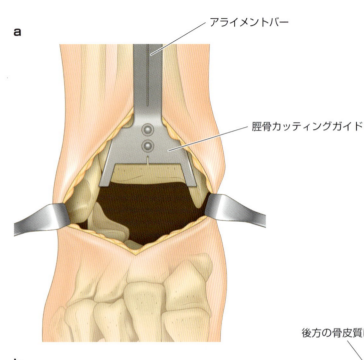

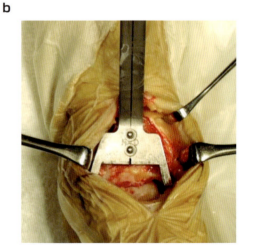

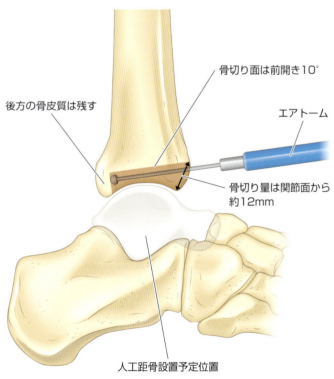

図6 脛骨カッティングガイドの設置
脛骨軸と垂直になるように脛骨カッティングガイドを設置して骨切りを行う．

図7 脛骨後方の処置

4 脛骨アンカーの作製

人工距骨を設置し，脛骨アンカーカッティングガイドを挿入する．その状態で最終的な可動域や内・外反バランスを確認後，ガイドに沿ってアンカーの骨切りを行う 図8．

> **コツ&注意 NEXUS view**
> 著者らは膝伸展位で足関節背屈5°に達しないようであれば，筋腱移行部付近での腓腹筋筋膜切離を追加している．

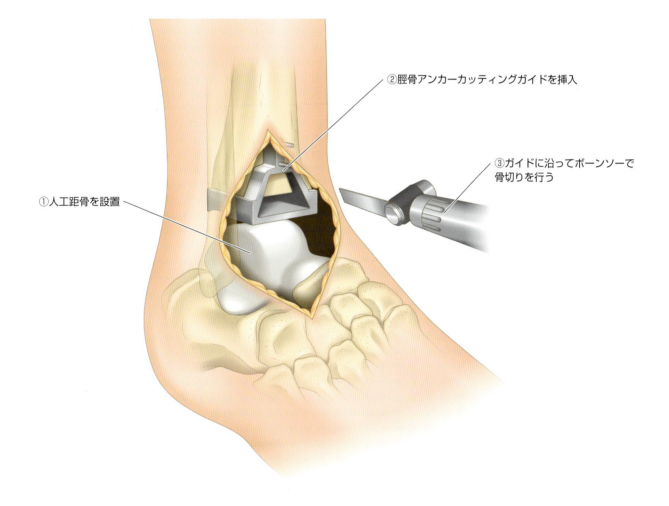

①人工距骨を設置
②脛骨アンカーカッティングガイドを挿入
③ガイドに沿ってボーンソーで骨切りを行う

図8 脛骨アンカーの骨切り

5 インプラントの設置

　TNK人工足関節のプロトコール通りに，リン酸カルシウムペーストと骨髄液を散布して，人工距骨を設置した状態で脛骨コンポーネントを打ち込み，スクリュー固定とする 図9。

　最後に，スクリューの折損が起こった際のスクリューの逸脱を予防するため，海綿骨をスクリューホールに少量詰めておく。

> **コツ&注意 NEXUS view**
> スクリュー固定の前に踵部を掌底で軽く数回打ち付け，脛骨コンポーネント後方が骨と接触するようにする。

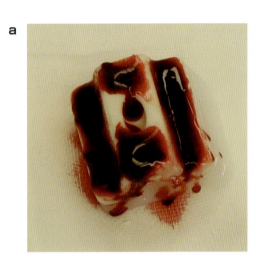

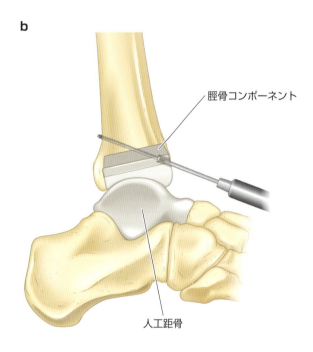

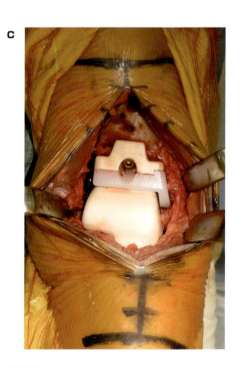

図9 インプラントの設置
a：脛骨コンポーネントにリン酸カルシウムペーストと骨髄液を散布した状態。
b，c：脛骨コンポーネントをスクリューにて固定する。

人工距骨を併用した人工足関節置換術（combined TAA）

6 閉創，後療法

　洗浄後，余った骨髄液を骨とコンポーネントの接触面やガイドの固定用にあいた骨孔に散布し，ドレーンを留置して伸筋支帯をマットレスで丁寧に縫合して手術終了とする．術後は短下肢シーネ固定とし，抜糸後に硬性ステー付きの軟性装具を着用し，全荷重歩行を開始する 図10．

　術後2カ月で硬性ステーを除去し，3カ月で軟性装具も除去する．

> **コツ&注意　NEXUS view**
> 伸筋支帯をしっかりと再建しないと，前脛骨筋腱や伸筋腱が浮いて創治癒が得られにくいため注意が必要である．

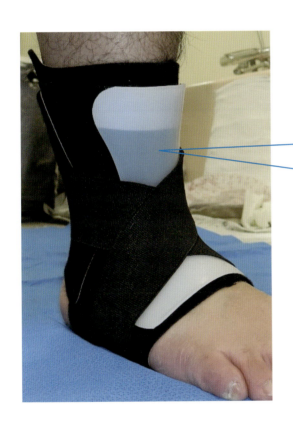
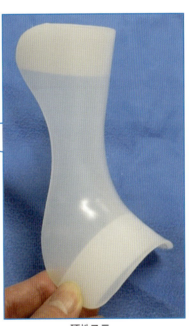

硬性ステー

図10 硬性ステー付き軟性装具

文献

1) Takakura Y, Tanaka Y, Kumai T, et al. Low tibial osteotomy for osteoarthritis of the ankle. Results of a new operation in 18 patients. J Bone Joint Surg Br 1995 ; 77 : 50-4.
2) Tanaka Y, Takakura Y, Hayashi K, et al. Low tibial osteotomy for varus-type osteoarthritis of the ankle. J Bone Joint Surg Br 2006 ; 88 : 909-13.
3) Taniguchi A, Takakura Y, Tanaka Y, et al. An Alumina Ceramic Total Talar Prosthesis for Osteonecrosis of the Talus. J Bone Joint Surg Am 2015 ; 97 : 1348-53.
4) Doets HC, Brand R, Nelissen RG. Total ankle arthroplasty in inflammatory joint disease with use of two mobile-bearing designs. J Bone Joint Surg Am 2006 ; 88 : 1272-84.

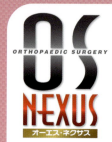

I. 変形や関節症の手術

成人の内反足変形に対する三関節固定術

奈良県立医科大学整形外科学　黒川　紘章
奈良県立医科大学整形外科学　田中　康仁

Introduction

術前情報

●適応と禁忌

　成人の内反足変形の原因として，先天性内反足の未治療例や変形の再発によるもの，麻痺や外傷による変形などが挙げられる．このような症例に対する治療においては難渋することも多く，軟部組織単独での矯正手術では良好な成績が得られず，骨性の矯正手術との併用が必要となることがある[1]．これまで関節内・外においてさまざまな手術法が報告されているが，難治例に対しては，距舟関節，距踵関節，踵立方関節での三関節固定術が施行される[2]．内反足に対する三関節固定術は，骨成長が終了している15歳以上の症例で，その他の手術では対応できない難治例に適応される 図1 。

　禁忌としては，コントロール不良の糖尿病や免疫系疾患など重度の内科疾患を伴う症例，重度の末梢血流障害，喫煙者，術後免荷が困難な症例などである[3]．

●術前検査

　変形の程度を評価するために，3D-CTが有効である 図2 。

●麻酔

　膝窩部での坐骨神経ブロックと，下腿近位での伏在神経ブロックで手術可能であるが，症例によっては手術が長時間に及ぶこともあるため，全身麻酔が好ましい場合がある．

●手術体位

　術中に足部全体のアライメントが確認しやすいように，半側臥位としている．

手術進行

1. 皮切，展開
2. 骨切り（距骨，踵骨，舟状骨，立方骨）
3. 矯正位の確認
4. 内固定
5. 閉創
6. 後療法

成人の内反足変形に対する三関節固定術

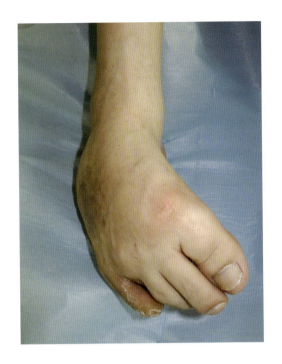

図1 麻痺性内反足
46歳，男性。

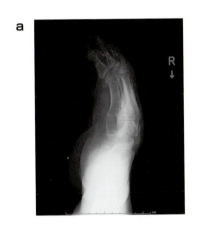
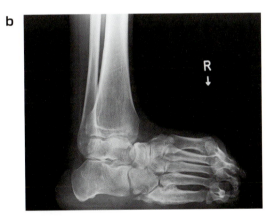
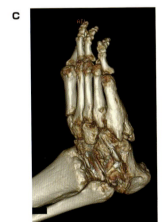
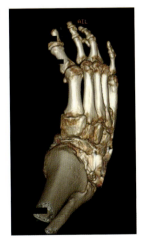

図2 術前検査
a, b：荷重時足部単純X線正・側面像
c, d：3D-CT

❶ 三関節固定術以外では治療困難な，骨成長が終了した症例が適応となる。
❷ 術前3D-CTで変形の程度を評価して，矯正の計画を立てる。
❸ 良好な矯正位を得るために，骨切り量が不足しないように注意が必要である。

59

手術手技

1 皮切，展開

基本的には，腓骨遠位から足根洞を通り距舟関節背側へ向かう弧状の皮切の外側アプローチとしている 図3a 。症例に合わせて，必要時のみ内側からのアプローチを追加している。

三関節固定術で用いられる別の皮切法としては，腓骨遠位先端から第4中足骨基部にかけての外側皮切で距踵関節と踵立方関節を展開する外側アプローチと 図3b ，前脛骨筋と後脛骨筋の間から距舟関節直上を展開する内側アプローチがある 図3c 。

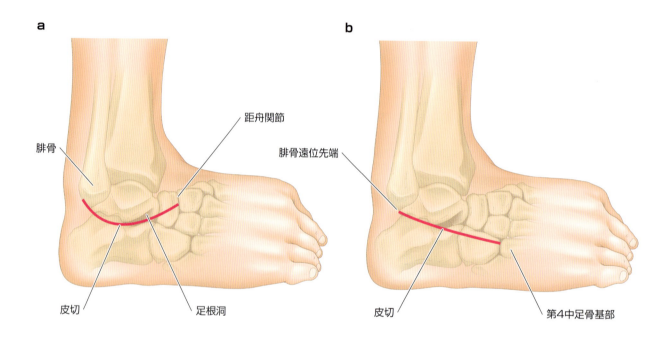

図3 皮切
a：外側アプローチ。腓骨遠位先端から足根洞を通り，距舟関節背側へ向かう弧上の皮切。
b：外側アプローチ。腓骨遠位先端から第4中足骨基部へ向かう皮切。
c：内側アプローチ。前脛骨筋と後脛骨筋の間で距舟関節直上を展開する皮切。

成人の内反足変形に対する三関節固定術

　短趾伸筋を踵骨から剥離し，遠位側に翻転する。下腓骨筋支帯を切開して長腓骨筋と短腓骨筋を露出させる。長・短腓骨筋の腱鞘を切開することで長・短腓骨筋の前後へのレトラクトが容易になり，視野の確保がしやすくなる 図4a ，図4b 。このときに腓腹神経を損傷しないように十分注意が必要である 図4c ，図4d 。

　踵腓靱帯，二分靱帯，骨間距踵靱帯を切離する。距舟関節を足背側へ展開していく際には，浅腓骨神経を損傷しないように注意が必要である。

> **コツ&注意 NEXUS view**
> 短趾伸筋を翻転した後に足根洞から展開していくと，良好な術野が得られやすい。必要に応じて上腓骨筋支帯も切離することで，さらに術野を拡大することができる。

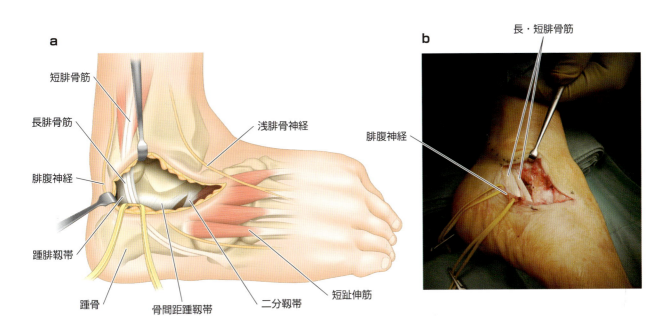

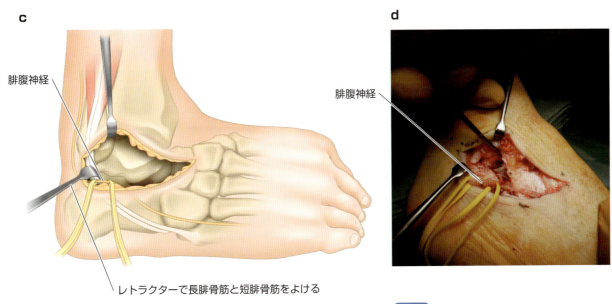

図4 展開
a，b：下腓骨筋支帯と腱鞘を切開して腓骨筋腱を露出することで，レトラクトがしやすくなる。
c，d：展開の際に腓腹神経を損傷しないように注意する。

2 骨切り（距骨，踵骨，舟状骨，立方骨）

距踵関節，踵立方関節，距舟関節を順に骨切除していく。骨切りの際にはボーンソーやノミを用いることで，矯正の際に骨切り部を適合させやすくなる。距舟関節と踵立方関節では，前足部の内転，回内，尖足を矯正できるような楔形に骨切除する。距踵関節においては後足部の内反，尖足変形を矯正できるように楔形に骨切除する。良好な矯正位が得られるまで適宜骨切除を追加していく必要がある 図5。

> **トラブル NEXUS view**
> 術前計画以上に骨切除をしなければ適切な矯正位がとれない症例もある。骨切除量が少ないまま「無理やり」矯正しようとすると，固定部は離開（内反，内転，底屈）方向へ強い力が働いていることになるため，術後固定部の矯正損失の原因となる。

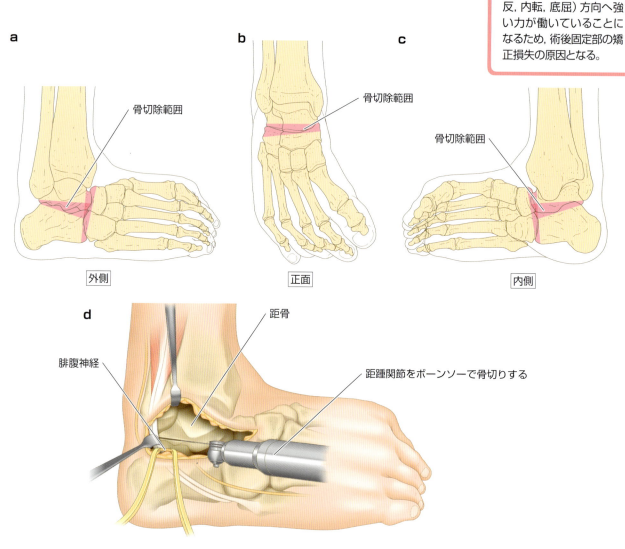

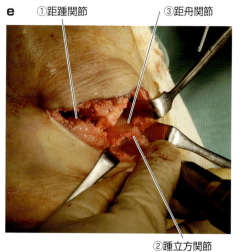

図5 骨切り

a〜c：前足部の内転変形と，尖足および内反変形の矯正を意識して楔形に骨切りを行う。

d〜f：ボーンソーを用いて，①距踵関節，②踵立方関節，③距舟関節の順で骨切りを施行する。

成人の内反足変形に対する三関節固定術

3 矯正位の確認

変形の程度によって，まずは距踵関節か距舟関節のいずれかから整復していく．距踵関節の整復の際には，骨切除部の適合性をみながら脛骨軸に対して踵骨が3〜5°外反位となる位置でKirschner鋼線（K-wire）を用いて踵骨から距骨へ向けて仮固定する．K-wireが距腿関節に穿破しないように注意が必要である 図6a．

距舟関節を整復する際には前足部が約5°外転する位置で固定する．最後に踵立方関節を矯正して同様に仮固定する．踵立方関節と距舟関節によって前足部の回内変形の矯正を行う．足底側から立方骨を圧迫することで矯正できる 図6b ， 図6c ， 図6d ．

尖足が残存した症例の術後成績は不良であるため注意が必要であり，十分な骨切除後にもかかわらず底屈位が矯正されない場合は，関節固定後にアキレス腱延長術を追加する[4]．

トラブル NEXUS view
矯正位がとれない場合は必要分だけ骨切除を追加する．距舟関節において外側からの骨切除では内側の骨切除が困難であり，矯正位がとりにくい場合がある．このような場合は内側を皮切して，内側から骨切除を追加する．

コツ&注意 NEXUS view
整復後に尖足変形が残存していないか注意が必要である．適切な矯正が得られるまで骨切りを追加する必要がある．

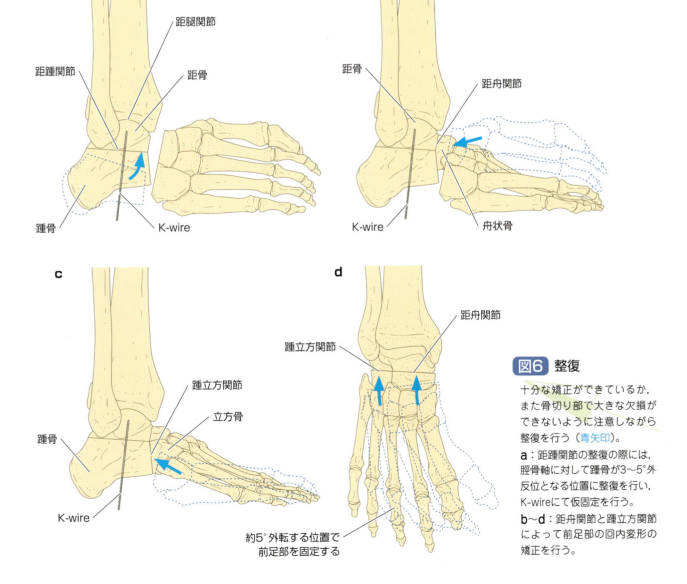

図6 整復

十分な矯正ができているか，また骨切り部で大きな欠損ができないように注意しながら整復を行う（青矢印）．
a：距踵関節の整復の際には，脛骨軸に対して踵骨が3〜5°外反位となる位置に整復を行い，K-wireにて仮固定を行う．
b〜d：距舟関節と踵立方関節によって前足部の回内変形の矯正を行う．

4 内固定

　症例によっては軟部組織の状態が不良な場合もあるため，内固定の方法も症例に合わせて適宜変更する必要がある．距踵関節は2本のスクリューでの固定が好ましいが，困難な症例では外側からステープルで固定する．踵立方関節はlocking plateを用いた強固な固定が好ましいが，軟部組織の状態によってはステープル固定にとどめる必要がある．距舟関節の固定に対しても，ステープルかスクリュー固定，もしくは内側からのプレート固定とする 図7 ．

> **コツ&注意　NEXUS view**
> 　固定の際に骨切除部の適合性を観察する．多少の間隙であれば切除した骨片を充填することで対応可能であり，腸骨移植を必要とすることは少ない．

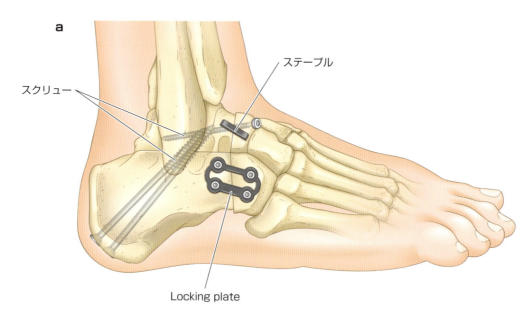

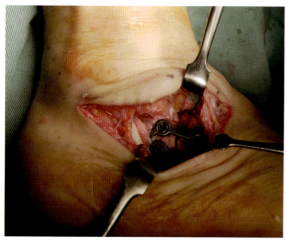

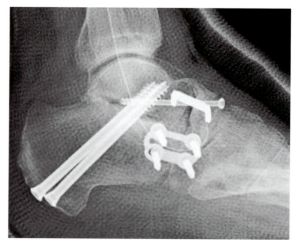

図7 内固定
軟部組織や骨の状態をみながら内固定を行う．
a：固定された三関節
b：Locking plateで内固定された踵立方関節
c：固定後のX線側面像

5 閉創

剥離した短趾伸筋を周囲の軟部組織に縫着し，上腓骨筋支帯を縫合する．閉鎖式ドレーンを留置して，中間位で短下肢ギプス固定を行う．

> **コツ&注意 NEXUS view**
> 十分な骨切除を行い適切に矯正ができている症例では，閉創時に皮膚の緊張は強くなりすぎることは少ない．駆血帯を解除後は足趾の色調を十分注意する．

6 後療法

過去の報告では6週間短下肢ギプス固定の後，段階的に荷重を開始して術後12週での全荷重とされている[3]．著者らは症例によって多少の差は認めるが，内固定具の進歩などによってより強固な内固定が可能となったため，術後短下肢ギプスによる外固定は4～6週としている．荷重に関しては，術後早期から荷重がかからない程度の接地は許可し，術後3週で10kg程度の荷重，術後6週から段階的に荷重を増やしていき，術後8週で全荷重としている．

> **コツ&注意 NEXUS view**
> ギプス除去後は経過をみながら，足関節外側靱帯用装具や足底挿板を適宜処方する．
> 術後の外固定と免荷期間は比較的長期となるので，術前から患者にしっかりと説明しておく必要がある．

文献

1) Akıncı O, Akalın Y. Medium-term results of single-stage posteromedial release and triple arthrodesis in treatment of neglected clubfoot deformity in adults. Acta Orthop Traumatol Turc 2015；49：175-83.
2) Pell RF 4th, Myerson MS, Schon LC. Clinical Outcome After Primary Triple Arthrodesis. J Bone Joint Surg Am 2000；82：47-57.
3) Seybold JD, Coetzee JC. Primary Triple Arthrodesis for Management of Rigid Flatfoot Deformity. J Bone Joint Surg Am 2000；82：47-57.
4) McCluskey WP, Lovell WW, Cummings RJ. The cavovarus foot deformity. Etiology and management. Clin Orthop Relat Res 1989；247：27-37.

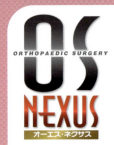

I. 変形や関節症の手術

足関節固定術（open arthrodesis）

帝京大学医学部整形外科学　安井　洋一
帝京大学医学部整形外科学　三木　慎也
帝京大学スポーツ医科学センター　宮本　亘

Introduction

　末期変形性足関節症に対する手術療法には，足関節固定術や人工足関節全置換術，骨切り術，足関節牽引形成術などがある。これらのうち足関節固定術は，長期治療成績が良好かつ合併症が少ないため，最も実施されている術式である[1,2]。

　足関節固定術には，open arthrodesisとarthroscopic arthrodesisがある[3]。一般に，arthroscopic arthrodesisは足関節変形が軽度（冠状面で内・外反15°以内）な症例に用いられ，open arthrodesisはより高度な変形を有する症例に行われている[3]。両術式とも大多数の症例で良好な治療成績が得られるが，その治療成績にはばらつきがあり[3]，術者の技量が治療成績に影響を与えている可能性がある。

　ここでは，open arthrodesisのなかでも最も基本的な術式である，前方アプローチと中空スクリューを用いた術式を解説する。

術前情報

●本術式の目的
　足関節の除痛と跛行の再獲得である。

●手術適応
　足関節固定術は，3カ月以上の保存療法で十分な除痛を得られない末期変形性足関節症に対して行う。立位足関節単純X線前後像で，内・外反15°以内の症例に対してはarthroscopic arthrodesisを，それ以上の変形を有する症例に対してはopen arthrodesisを行う。また，足関節を中間位とした際に，足部の回内・回外変形がある症例は，本術式に加えて足部に対する外科的介入の必要性を検討する。

●禁忌
　禁忌は，術後安静・免荷期間を守れない症例，化膿性足関節炎の急性期の症例である。また，糖尿病や免疫不全，血行障害，足関節周囲の皮膚炎，術後安静・免荷期間により廃用が著しく進行するおそれがある症例に対しては，個々の症例の状態に応じて手術介入の是非を検討する。

●術前検査
　血液検査，心電図，呼吸機能検査，単純X線（胸部正面像，立位足関節2方向，立位足部2方向），トモシンセス（立位足関節2方向），CTを用いて行う。

手術進行

1. 皮切，展開
2. 関節内処置
3. 関節固定
4. 骨移植
5. 閉創
6. 後療法

足関節固定術（open arthrodesis）

●麻酔

　全身麻酔，硬膜外麻酔，脊髄くも膜下麻酔のいずれでも手術は可能である．著者らは，術後疼痛管理を徹底的に行うため，硬膜外麻酔もしくは全身麻酔＋持続末梢神経ブロックを選択している．

●手術体位

　仰臥位とし，大腿部に駆血帯を装着する．採骨を容易にするため，患側殿部に枕を入れて腸骨を挙上する．また，術中操作を容易にするため，下腿背側に足台を入れて患側を挙上する 図1a 。

　透視モニターと透視Cアームは患側外側に設置し，足関節正・側面像の透視が容易にできることを確認する 図1b 。

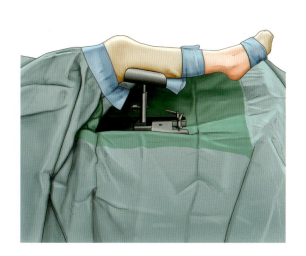

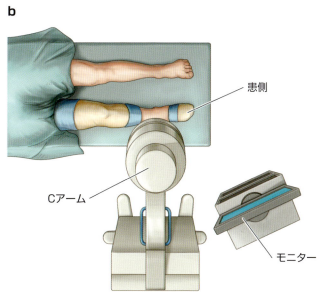

図1 手術体位
a：横から見た体位
b：上から見た体位

Fast Check
❶手術適応を十分に吟味する．
❷海綿骨を十分に露出する．
❸固定肢位は軽度背屈（5°），内・外反中間位，軽度外旋（5°）とする．
❹内固定は，中空スクリュー3本もしくは中空スクリュー2本＋ロッキングプレートで固定する．
❺自家海綿骨移植を行う．

67

手術手技

1 皮切，展開

皮切は，足関節を中心に近位3cm，遠位2cm，長母趾伸筋腱内側縁に沿って加える 図2a。

伸筋支帯を切開した後，神経血管損傷を避けるため，前脛骨筋腱と長母趾伸筋腱との間の軟部組織を筋鉤で愛護的に分け，関節包を露出する 図2b。

関節包を縦切し，足関節を露出する 図2c。

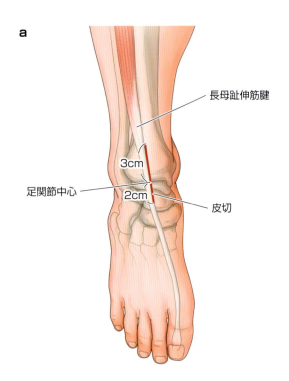

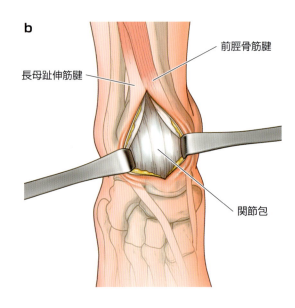

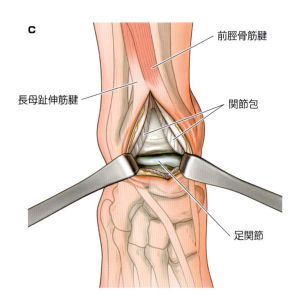

図2 皮切，展開

a：長母趾伸筋腱内側縁に沿って足関節を中心として近位3cm，遠位2cmの皮切を加える。
b：筋鉤で前脛骨筋腱と長母趾伸筋腱との間の軟部組織を愛護的に分け，関節包を露出する。
c：関節包を縦切して足関節を露出する。

足関節固定術（open arthrodesis）

2 関節内処置

　海綿骨が十分に露出するまで，軟骨下骨をノミや鋭匙を用いて切除する。軟骨下骨の切除は，脛骨，距骨，外側関節裂隙，内側関節裂隙の順序で，足関節前方・中央・後方にかけて各部位で操作を行う 図3a，図3b。

　軟骨下骨の切除後は，1.4mm径のKirschner鋼線（K-wire）を用いて露出した海綿骨を穿孔する 図3c，図3d。

> **コツ&注意 NEXUS view**
> 軟骨下骨切除の際，足関節周囲には腱・神経血管束があるため，十分な視野を確保する。

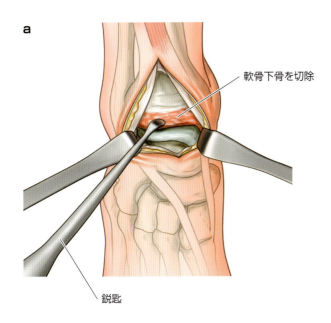

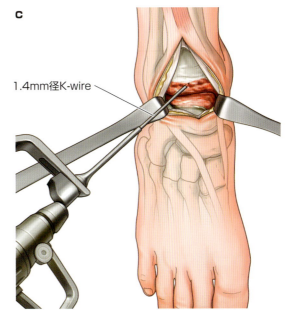

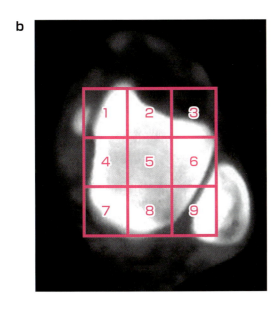

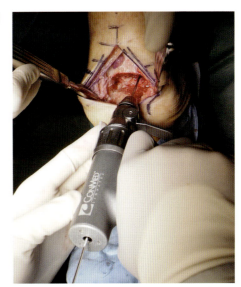

図3 関節内処置
a：ノミや鋭匙を用いて軟骨下骨を切除する。
b：7〜9の軟骨下骨を切除する際は，後方の神経血管損傷を避けるため，十分な視野を確保する。
c，d：軟骨下骨の切除後は，1.4mm径のKirschner鋼線（K-wire）を使い露出した海綿骨の全域を穿孔する。

3 関節固定

　固定肢位を軽度背屈（5°），内・外反中間位，軽度外旋（5°）とし，足関節を中空スクリュー3本もしくはスクリュー2本＋ロッキングプレートで固定する。

　術者もしくは助手が足関節固定肢位を保持した状態で，透視下にガイドワイヤーを脛骨内側から距骨外側突起に向けて刺入する。固定肢位とガイドワイヤーの位置が適切なことを確認した後，スクリューを挿入する 図4a 。

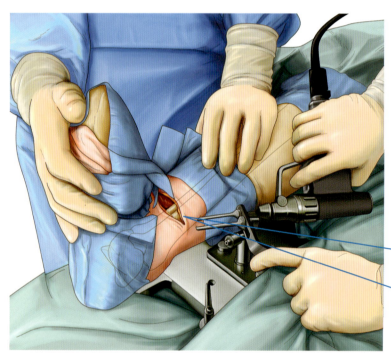
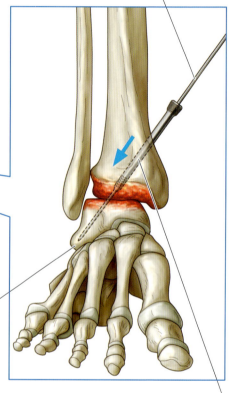

①ガイドワイヤーを距骨外側突起に向けて刺入する

距骨外側突起

②固定肢位とガイドワイヤーの位置が適切なことを確認した後にスクリューを挿入する

図4 関節固定

a：足関節固定肢位を保持した状態でガイドワイヤーを脛骨内側から距骨外側突起に向けて刺入し，固定肢位とガイドワイヤーの位置が適切なことを確認してからスクリューを挿入する。

足関節固定術（open arthrodesis）

> **コツ&注意　NEXUS view**
> 仮固定をガイドワイヤー2本で行う際は，1本目のスクリュー挿入後に関節裂隙が圧縮されることに十分留意する。

　2本のスクリュー挿入後，3本目のスクリューを挿入するスペースがあればスクリューを 図4b ， 図4c ，なければ足関節前面にロッキングプレートを用いる 図4d ， 図4e 。

b
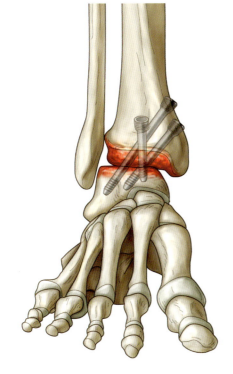

d
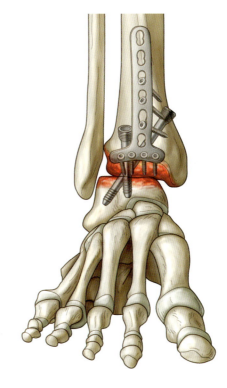

c
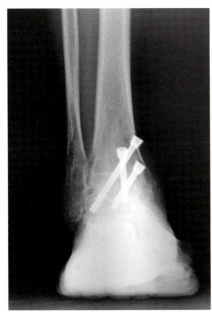

e
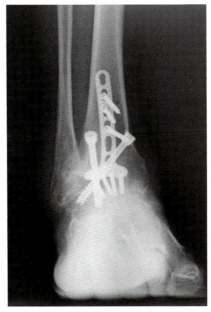

図4　関節固定（つづき）
b, c：スクリュー3本での固定。
d, e：スクリュー2本＋ロッキングプレートでの固定。

4 骨移植

スクリュー固定後，駆血帯を開放して止血操作を行う．次いで，脛骨天蓋と距骨関節面との間に隙間が残存した場合は 図5a ，患側腸骨から採骨した海綿骨を足関節に移植する 図5b 。

骨移植の是非，海綿骨と人工骨との優劣はいまだ議論中であるが，関節固定の際に最も発生率が高い合併症は骨癒合不全（69〜100％）[3]であるため，著者らは関節裂隙が残存した場合は自家海綿骨移植を行っている．

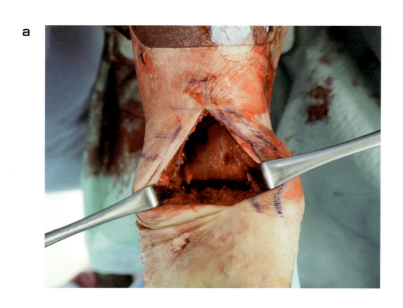

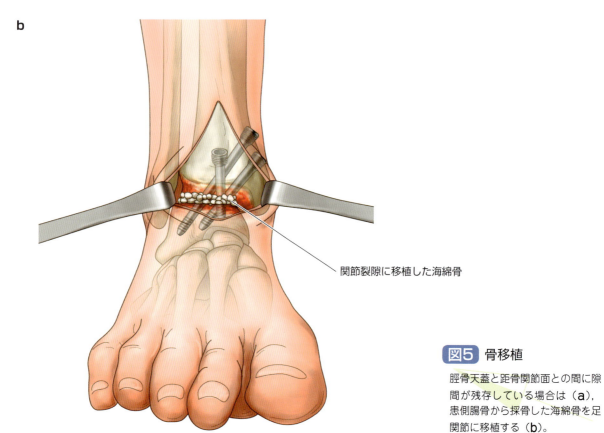

関節裂隙に移植した海綿骨

図5 骨移植

脛骨天蓋と距骨関節面との間に隙間が残存している場合は（a），患側腸骨から採骨した海綿骨を足関節に移植する（b）。

5 閉創

関節包，伸筋支帯，皮下縫合を行い，閉創する。

6 後療法

　術後の「痛み」は，手術を受ける患者にとって大きな恐怖である。足関節固定術は，足部・足関節の手術療法において最も強い「痛み」が生じるため，疼痛管理を徹底的に行う。著者らは，長時間の除痛を期待できる持続末梢神経ブロック，非ステロイド性抗炎症薬（NSAIDs）経口薬の定時内服，挙上・クーリングをベースとし，その他の鎮痛薬を疼痛の程度に応じて併用している。

　外固定については，膝下cast固定を術後4〜6週間行う。足趾の運動については，術後より許可する。外固定除去後は足関節自動運動を積極的に行い，術後6週の画像検査で骨癒合傾向を確認できれば部分荷重を開始し，約1カ月を目処に全荷重歩行を許可する。

文献
1) Yasui Y, Vig KS, Murawski CD, et al. Open Versus Arthroscopic Ankle Arthrodesis：A Comparison of Subsequent Procedures in a Large Database. J Foot Ankle Surg 2016；55：777-81.
2) Terrell RD, Montgomery SR, Pannell WC, et al. Comparison of practice patterns in total ankle replacement and ankle fusion in the United States. Foot Ankle Int 2013；34：1486-92.
3) Yasui Y, Hannon CP, Seow D, et al. Ankle arthrodesis：A systematic approach and review of the literature. World J Orthop 2016；7：700-8.

I. 変形や関節症の手術
鏡視下足関節固定術

帝京大学医学部附属溝口病院整形外科　安井　哲郎

Introduction

　変形性関節症などで関節が高度に障害をきたした場合の手術療法として，股関節や膝関節では人工関節が汎用され，関節固定術が選択されることはまずない。一方，足関節では股関節や膝関節と比べて人工関節の長期成績が劣ること，可動域喪失による機能低下が比較的小さいことから，関節固定術がしばしば行われる。

　近年，関節鏡器械の進歩および手術手技の成熟により，鏡視下に足関節固定術が行われるようになってきた。軟部組織の手術合併症が他部位と比べて生じやすい足関節において，軟部組織のダメージを小さく済ませられるのは大きなメリットである。どのような症例でも鏡視下に足関節固定を行うことが可能というわけではないが，有用な手法である。

術前情報

●手術適応

　関節リウマチによる関節破壊や変形性足関節症などで歩行時痛が生じ，保存療法（足底挿板や足関節装具など）では満足な除痛効果が得られない場合に足関節固定術を考慮する。同様の病態での他の手術選択肢として，人工足関節置換術や骨切り術もあるので，それらの長所短所をよく患者に説明し，理念を共有したうえで治療方針を決定する。

　固定術の長所は除痛効果の確実性が高いこと，短所は長い免荷期間と可動域の喪失である。

●禁忌

　足関節固定術を鏡視下に行う場合，内反/外反の大きな矯正は困難である。大きな変形矯正を行いたい場合は，鏡視下ではなく直視下に行うべきである。術者が手技に長けているかにもよるが，通常15°以上の内外反変形例は鏡視下固定術の対象とはしない。

●麻酔

　全身麻酔，腰椎麻酔，伝達麻酔のいずれでも可能である。著者の施設では麻酔科に一任しており，全身麻酔が選択されることが多い。

手術進行

1. ポータルの作製
   ・前内側ポータルの作製
   ・前外側ポータルの作製
2. 関節内掻爬
   ・軟骨掻爬
   ・軟骨下骨掘削
3. スクリュー固定
   ・中空スクリュー2〜3本による圧迫固定
4. 後療法

●手術体位

　仰臥位で行う。膝関節は屈曲させておくとアキレス腱の緊張が緩み，足関節内後方の鏡視下操作を行いやすい。著者は，載石位手術などで頻用されるレッグホルダーを下腿にあてて膝屈曲の肢位をとっている 図1 。

　スクリュー挿入の段階に至ったらレッグホルダーを外すことが多い。そのほうがX線透視の確認を行う際に股関節を外旋させやすい（足関節側面像をみやすい）。また，牽引装置を使うと鏡視下処置を行いやすいが，なければ助手が必要に応じ牽引する。X線透視装置は患側から入れると，後のスクリュー固定の際に邪魔になりにくい。

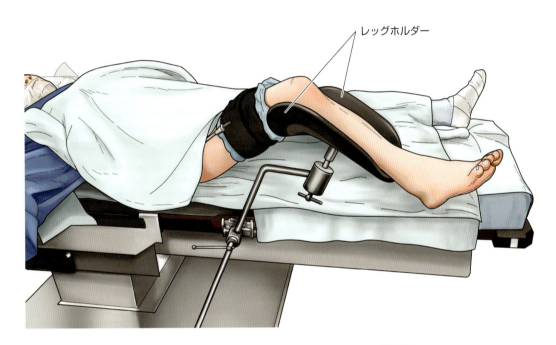

図1 手術体位

膝を屈曲した体位をとることでアキレス腱を緩め，距腿関節内の処置を行いやすくする。

❶関節内のなるべく広い範囲に到達できるよう，ポータルの位置（特に高位）決定は慎重に行う。
❷関節面の鏡視下での新鮮化操作が狭い範囲に偏らないよう注意する。

手術手技

1 ポータルの作製

前内側ポータルの作製

　一般に足関節鏡手術では前内側ポータルが好んで用いられる。本手術でもまずこのポータルを作製する。位置は前脛骨筋腱の内側で，高位は距腿関節レベルである図2。

　関節内に針を刺入し，生理食塩水を10〜20cc注入して関節（包）を膨らませることから始めるが，針が十分深く入るような刺入高位を選択する努力が肝要である。針が辿り着けないところにはスコープもシェーバーも到達しがたい。脛骨前方の骨棘が張り出している場合はポータルを通常よりやや遠位に置かざるを得ない場合がある。

　ポータル位置を決めたら皮膚に小切開（縦皮切）を置く。皮切が大きいと手術中に灌流液が漏れて難渋し，皮切が深いと無用の神経血管損傷の危険がある。皮切を置いたらモスキートペアン鉗子（直）で鈍的に関節包を開放する。関節包を開放すると先ほど注入した生理食塩水があふれ出てくるはずであるので，このポータルからスコープを挿入する。著者は2.7mm径30°斜視鏡を用いている。

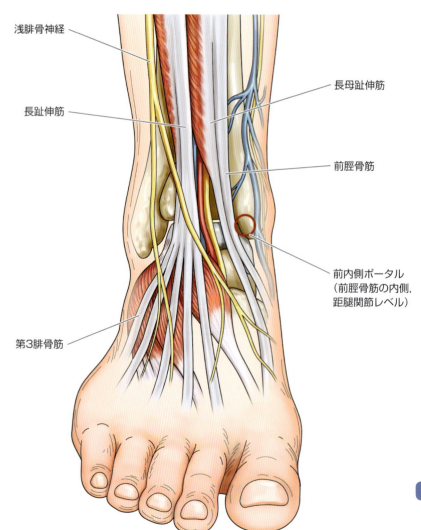

図2 前内側ポータルの作製
腱の位置，関節の高位をよく確かめて作製する。

前外側ポータルの作製

続いて，前外側ポータルを作製する。長趾伸筋腱および第3腓骨筋腱（あれば）より外側にポータルは作製するべきである 図2参照 。

ポータルを作製しようと思う部位から23Gカテラン針を刺し，針先が関節内の広い範囲に届くのを確認することで適切なポータル位置を決める 図3 。位置が少し遠位や近位であったりするだけで関節内の到達できる範囲が大きく変わることがあるので，慎重に決める。内側ポータルから挿入したスコープの光源でなかから照らして静脈を透見し，これを避ける位置にポータルを作製するほうがよい。できれば神経（浅腓骨神経の枝）も避ける。

> **コツ&注意 NEXUS view**
> 関節鏡視下の処置中，エアータニケットは必ずしも必要ではないが，いつでも使えるように装着しておいたほうが安心である。

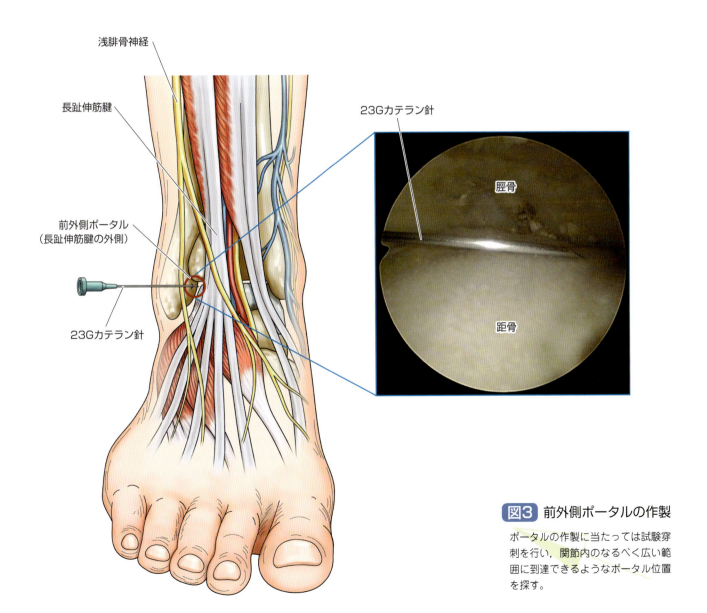

図3 前外側ポータルの作製
ポータルの作製に当たっては試験穿刺を行い，関節内のなるべく広い範囲に到達できるようなポータル位置を探す。

2 関節内掻爬

軟骨掻爬

骨癒合を促すため，関節面を新鮮化する．関節固定術に至るような症例では関節軟骨は広範に失われていることが多いが，広い範囲に軟骨が残っている場合には，まず鋭匙で軟骨を削り落とすとよい．鋭匙はオープンキュレット 図4 が便利である．

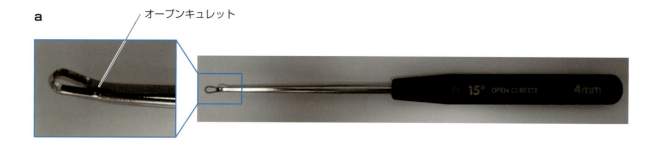

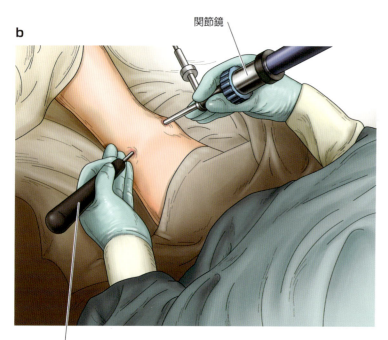

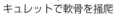

キュレットで軟骨を掻爬

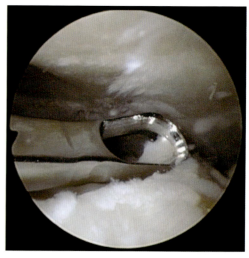

図4 軟骨の掻爬

a：関節軟骨の除去に役立つオープンキュレット．
b：はじめは前内側から鏡視，前外側から操作（キュレット，アブレーダーバーなど）を行うが，途中適宜交換する．

軟骨下骨掘削

シェーバー（アブレーダーバーなど）を用いて脛骨および距骨の軟骨下骨を掘削する 図5a 。出血する深さまで掘る（掘削する） 図5b というのが原則ではあるが，変形性関節症で硬化した骨では結構深く掘らないと出血しないことがままある．その深さで全体をまんべんなく削ると脛骨−距骨間に大きく空隙ができてしまうので，著者はメリハリをつけ，デコボコに削るようにしている．

> **コツ&注意 NEXUS view**
>
> 　鏡視下手術に慣れていないと，狭い範囲だけ夢中で関節面の新鮮化をしてしまう可能性があるので，ある程度の関節面新鮮化処置が済んだと思ったらX線透視装置で確認するとよい．
> 　関節面の新鮮化にあたっては，必ずしも関節鏡専用の道具のみに頼る必要はなく，細めのノミを挿入して骨を掘削しても構わない．

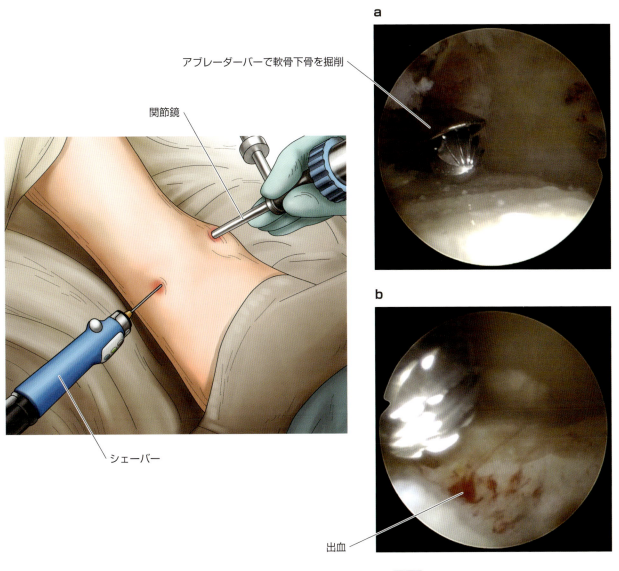

図5　軟骨下骨の掘削
a：アブレーダーバーなどで（軟骨と）軟骨下骨を掘削する．
b：出血するまで掘削するのが原則である．

3 スクリュー固定

X線透視下にスクリュー固定を行う。X線透視装置は患側から入れたほうが邪魔にならない。

中空スクリュー2〜3本による圧迫固定

関節固定の肢位は，底背屈中間位，5°外反，5〜7°外旋が理想とされる。圧迫スクリューを挿入するのが原則であり，中空スクリューがよい。ヘッドレススクリューよりヘッド付きスクリューのほうが概して強い固定力が期待できるが，スクリューヘッド突出による皮膚刺激症状の懸念がある。

極力バラバラの位置に，なるべく長め（特に距骨側）のスクリューを挿入し，スクリューの方角をバラバラにする。この操作は容易なようで容易でなく，繰り返しガイドピンを刺し直しているうちに堂々巡りにならないよう，頭を整理して臨む必要がある。関節鏡用のドリルガイドを用いるのも一法である 図6 。

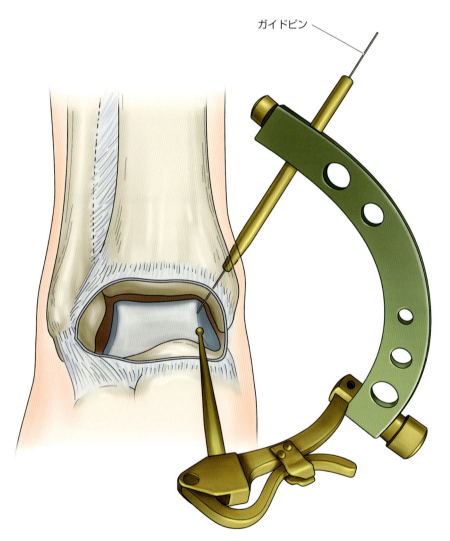

図6 ガイドピンの刺入
スクリューのガイドピン刺入には，ドリリングガイドを利用してもよい。

著者はヘッドレススクリューのAcutrak Plus（Acumed社）を常用している。スクリューの本数は2本でよいという意見もあるが，著者は必ず3本挿入しており，脛骨の内側から3本，あるいは脛骨内側から2本と前外側から1本，スクリューを挿入している 図7 。

> **トラブル NEXUS view**
>
> スクリュー挿入に際して最低限担保しなければならないのは，スクリュー同士が干渉しないことと，重要な神経や血管を損傷しないことである。スクリュー同士が干渉するようなガイドピンの入れ方をしてそれに気付いていないと，ドリリングの際に隣のガイドピンを知らずに折損させてしまう可能性がある。
>
> 神経・血管として問題になるのは前脛骨動脈・深腓骨神経であり，スクリューを脛骨の前外側から挿入する場合は，ガイドピン刺入の段階で骨表面まで直視下に安全を確認すべきであり，そのためには少し大きめの皮切を置く必要がある。

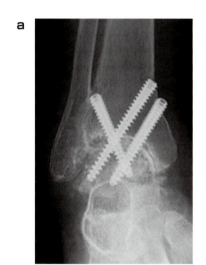
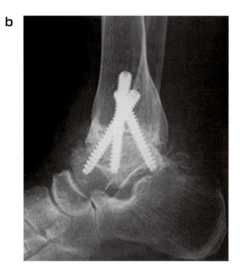

図7 術後X線像
著者は3本のスクリューで固定している。
a：正面像
b：側面像

4 後療法

手術当日は，関節内を灌流しながら手術を行った影響で足関節は腫れぼったくなるが，翌日には著明に軽減するはずである。本手術で術後腫脹に伴う創トラブルが起こることはまれであるが，無用の皮膚トラブルを避けるため，1〜2週間はなるべく患肢を下垂しないよう努めるのが無難である。

荷重については，著者は術後4週間経過したら膝下ギプス固定を行ったうえで部分荷重（体重の1/3程度）を許可し，術後6週で全荷重を許可している。ギプスヒールは足関節背屈モーメントを生じさせないために後方寄りにつけている。ギプス固定下に安定した全荷重歩行ができるようになったら，ギプスを除去する。

文献

1) Murphy GA. Ankle arthrodesis. Campbell's Operative Orthopaedics 13th edition. Azar FM, Beaty JH, Canale ST, editors. Philadelphia：Elsevier；2017. p.535-68.
2) Hayes BJ, Gonzalez T, Smith JT, et al. Ankle arthritis：you can't always replace it. J Am Acad Orthop Surg 2016；24：e29-38.
3) 熊井　司, 成川功一, 高倉義典. 鏡視下足関節固定術. 関節外科 2008；27：1579-93.
4) Yoshimura I, Kanazawa K, Takeyama A, et al. The effect of screw position and number on the time to union of arthroscopic ankle arthrodesis. Arthroscopy 2012；28：1882-8.

I. 変形や関節症の手術
足関節より遠位の切断

関東労災病院整形外科　岡﨑　裕司

Introduction

　下肢切断の原因には血行障害，重度感染症，高度挫滅創，重度先天性奇形または局所切除不能な悪性腫瘍がある。原因にかかわらず切断を選択する場合は，医師個人で判断せず，年齢・性別，社会・家族環境，社会復帰・保障の有無，治療費・期間や合併症など多くの因子を，多職種によるチーム医療として病院全職員の英知を集めて迅速のうえ，熟慮断行する必要がある。

　第1（最多）の切断原因は末梢動脈疾患で，単独または糖尿病との合併が全切断肢の半数以上である。糖尿病患者は非糖尿病患者に対して下肢切断リスクは10倍高く，憲法第25条生存権のもと医師法1条，23条に基づき，患者教育指導が医師の責務でもある。"Foot care"をはじめ，糖尿病患者のほかの合併症も含めた下肢切断を回避すべくチーム医療の推進や，下肢装具作製，透析をはじめとした医療費増大は，国を挙げての喫緊の課題である。

　第2の切断原因は外傷で，偶発的外傷後切断の合併症として心的外傷後ストレス障害（post traumatic stress disorder；PTSD）にも留意し，精神科，看護，リハビリテーションスタッフらとのチーム医療体制の必要性は前述同様である。外傷後の義足，特に下腿義足の機能は良好で，下手に温存した足よりも切断足のほうが機能的に良好であることは"acceptable foot（患者満足度の高い足）"の敷居が高いことからも想像に難くない。

　しかしながら，外傷後の切断が選択される場合も，糖尿病同様，すべて下腿切断でよいというわけではない。確かに下腿義足の機能は良好であるが，特に踵部の温存可能な足部外傷や限られた糖尿病患者においても，初療から経験のある専門的外傷医や足の外科医の介入が必須ではあるが，下腿切断は可能な限り避けるべきである。その理由は，屋内でのADLは義足装着で保たれるが，逆に義足装着なしのADLの維持は困難なためである。入浴，夜間のトイレなど，屋内での通常動作にも義足がないと歩行できないという欠点は，災害も頻発する昨今においては自分の足で荷重できる断端と比較すると大きな障害となる。すなわち，筋力も低下する老後を含めた患者の一生を考えた適切な治療が必要である。

　もちろん，いずれの切断も1回で無事目的が完遂されることが理想である。実臨床では患者の喫煙，血糖管理などのコンプライアンスの問題もあり，複数回の手術と長期入院が必要となる場合が散発する。限られた資源と時間のなかでどこまでやるのか，保険診療との兼ね合いもある。

　その反面，カテーテル治療による血行再建やPRP（多血小板血漿）療法，Ilizarov法の1つであるKirschner鋼線（K-wire）で骨穿孔し，骨髄圧低下で血流増加を図る骨穿孔術 図1 ，早期の肉芽形成を促す閉鎖的には持続陰圧療法（negative pressure wound therapy；NPWT 図2 ），開放創には適材適所的な被覆材の選択 図3 ，線維芽細胞成長因子2（FGF-2）の噴霧や生物学的デブリドマンである壊死組織食のマゴット（医療用ウジ虫）療法などを駆使し，最大限の努力を惜しまない覚悟も必要である。

　ここでは標準的な切断術式を解説する。

足関節より遠位の切断

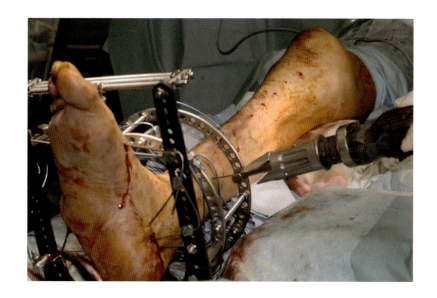

図1 骨穿孔術
2cm間隔でK-wireで骨穿孔する。

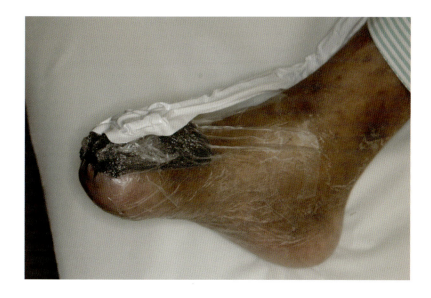

図2 閉鎖持続陰圧療法（NPWT）
閉鎖的に早期肉芽形成を促す方法である。

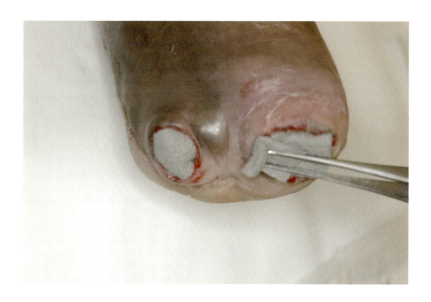

図3 銀抗菌作用被覆薬＋FGF2
開放創に早期肉芽形成を促す方法である。

術前情報（部位別）

足趾切断
●特徴：コツと注意点

　昭和の日本では，下駄や草履が履きにくい問題があっても，足趾切断に関しては大きな問題にはならないといわれてきた．現状では，歩行が正常に可能でも，走行時に足趾の蹴り出し不足で多少跛行をきたす．

　単独足趾切断例の多くは，術後に機能的な義足装着が不要で，他部位の切断に比べて熟考なく，安易に行われている．しかし，術後の断端部形状を予測した切断を実行しないと，疼痛を伴う胼胝や潰瘍を形成することになるため，術後の荷重部位や義足の形態も考慮して切断を実行することが大切である．特に母趾は踏み出しに最も重要であり，温存に努めるべきである．

●手術体位と麻酔

　仰臥位で行う．腰椎麻酔が基本であるが，局所麻酔や趾間ブロック麻酔も可能である．

趾列切断
●特徴：コツと注意点

　趾列切断とはその趾の中足骨の切除も含めた切断術のことである（図5 参照）．

　内側列の切断では内側アーチが失われ外反扁平足を生じるので，血流なども考慮しながら中足骨はなるべく長く残すことを心がける．

　母趾以外の趾列切断は機能的にも外観上も優れるが，前足部の幅が広くなるため中足骨の近位骨幹端近くで切除する．

●手術体位と麻酔

　仰臥位で行う．腰椎麻酔で行うのが基本である．

中足部切断，足部関節離断
●特徴：コツと注意点

　中足骨切断で，全趾の場合は母趾をやや短めとし，中足骨の切断端を第2～5趾まで徐々に短く揃える．第1～3趾の切断が必要な場合は残りの第4, 5趾も切断する．

　足底の皮膚をできるだけ多く残して足背部まで被うように考慮するが，血流のよい足背部なら分層植皮でも対応可能であるので，趾列切断同様に，中足骨をより長く残すように留意する．

　Chopart関節，中足骨およびLisfranc関節での切断を実行すると足部背屈力の低下をきたし，アキレス腱の作用で尖足を生じる．術後の尖足予防のために経皮的アキレス腱延長を行うことが有用である．特にChopart切断では，術後に背屈筋群が中枢側に短縮して底屈筋群優位となり，足関節が底屈位の尖足に後脛骨筋の働きはなくとも内反足変化が加わるため，断端部が直接の荷重部となり，胼胝，潰瘍形成による疼痛が生じることになる．これが，原法のみでは教科書的には適応とならない理由である．

●手術体位と麻酔
仰臥位で行う。腰椎麻酔で行うのが基本である。

足関節切断
●特徴：コツと注意点
　足関節離断は，手術侵襲が筋腹切断の下腿切断に比べ少なく，荷重負荷に耐える断端が獲得できる点が有利である。
　ここでは①Syme切断，②Boyd切断，③Pirogoff切断について記載する。

①Syme切断
　Syme切断は手術回数が2回必要だが，荷重断端面積が大きく，荷重部軟部組織も厚いので，屋内での装具なし歩行が可能である。しかし，室内裸足歩行の日本人では脚長差が比較的大きいため，跛行が生じる欠点と整容上女性には不向きとの意見もある。

②Boyd切断
　Boyd切断では Chopart関節以遠と距骨を切除し，踵を縮小せずに脛骨端と踵骨を接合する。
　Boyd切断の欠点でもある踵骨軸と荷重軸の不一致が接合部の圧迫力不足をきたし，骨癒合に不利なため，K-wire，螺子固定などの併用が安全である。
　荷重面が広く，踵骨と足底皮弁間を剥離しないため血流の温存が可能で，創閉鎖に安定した成績が得られ，Syme切断より脚長差が少ない利点がある。

③Pirogoff切断
　Pirogoff切断は，踵骨，踵部皮膚が残存していれば有効な術式である。
　Syme切断同様に，屋内独歩可能であり，Syme切断より脚長差が少なくてすむ。しかし，骨癒合期間と，踵後部のやや薄い皮膚が荷重面となる点が問題となる。選択には患者年齢を考慮すべきである。

●手術体位と麻酔
仰臥位で行う。腰椎麻酔で行うのが基本である。

❶常に血流確認を十分に行う。
❷骨切断部の被覆は足底皮弁を十分に用いて行う。

手術手技（部位別）

足趾切断

　基本的な母趾切断は，仰臥位で，血行障害，感染がなければゴム製駆血帯で駆血し，空気駆血帯を使用する。駆血帯は創閉鎖前に解除し，十分な止血を行うことが重要である。

1 第1基節骨レベルの母趾切断

　第1基節骨レベルでの母趾切断は，基節骨を最小限1cmは残して切除し 図4a，足底側の皮膚で覆う 図4b。

　皮切を変則的ラケット状切開にする場合は，ラケットの柄または先端が第1中足骨の2横指遠位で伸筋腱の内側に位置させ，末梢は母趾の足底部で趾節間（interphalangeal；IP）関節の中枢で円弧状とし，これで中足骨頭を覆う。

　皮膚弁を皮下組織で切離して断端部を反転，足底部で長母趾屈筋腱を中足趾節間（metatarsophalangeal；MTP）関節の中枢部で腱鞘内を洗浄後，鋭的に切離して引き込ませる。

　足背部では同様に，長母趾伸筋腱を皮切部より近位で切離する。関節包と周囲組織を切離し，MTP関節包の分離と母趾切離を完了する。

> **コツ&注意 NEXUS view**
> 　長母指伸筋腱切離の際には，趾神経も中枢側まで同定して引き出し，鋭的に切離し，短縮した断端部が血流のよい所とすることが肝要である。
> 　中足骨頭の骨棘が創閉鎖の邪魔となるときは，骨表面を削出し，滑らかにする必要がある。

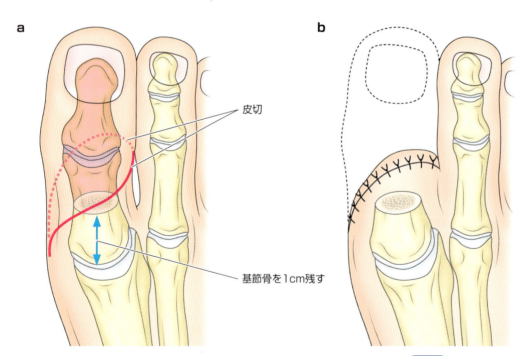

図4 第1基節骨レベルの母趾切断
a：皮切と骨切除範囲
赤色部分：骨切除範囲
赤線：皮切高位
b：皮膚縫合。足底側皮膚で被覆する。

2 母趾列中足骨頭切除

中足骨頭自体の切除が必要な場合は，母趾列切除として中足骨頭切除を行う 図5a。

いずれの場合も足底内側の皮弁を母趾と第2趾との間で水かき方向に牽引し，中足骨頭を適度な緩みをもって覆う 図5b。

> **コツ&注意 NEXUS view**
> **母趾切断**
> 　皮膚縫合はマットレス縫合で細かく縫合する。
> 　ドレーンは不要で，ガーゼパッキングし，幅広の弾性包帯を引っ張らずに転がすように巻いて固定する。
> 　特に問題がなければ，術後2週間はそのまま抜糸まで待機する。
> 　血流障害のある足趾では，抜糸までの期間を3週以降とする。

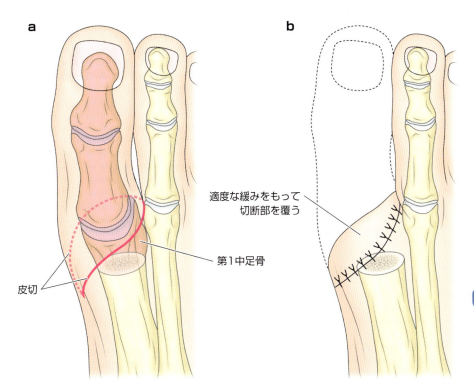

図5 母趾列中足骨頭切除
a：皮切と骨切除範囲
赤色部分：骨切除範囲
赤線：皮切高位
b：皮膚縫合。

3 その他の足趾切断

その他の足趾でも，fish mouse状の場合は側々縫合，足背足底縫合や，ラケット状の柄が背側にくるように，足底では水かきの高さで足趾を横断するように切離する方法もある。

> **コツ&注意 NEXUS view**
> 　特に第2趾の切断では，MTP関節の離断術を行うと外反母趾変形が悪化するため，中足骨を含めた趾列切断を考慮する場合もある。

趾列切断

1 皮切と骨切除範囲

足底皮弁で骨切断部を被覆すべく，骨長と皮弁の切除範囲を，血流をみながら調整する 図6a 。

2 第5趾列切断

第5趾の趾列切断では，短腓骨筋腱が付着する中足骨近位の1/3 程度を残すように斜めに切除する 図6b 。

3 皮膚縫合

マットレス縫合で圧が均等にかかるように留意する 図6c 。

> **コツ&注意 NEXUS view**
> 第2〜4趾の単独趾列切断は可能であるが，血行不全や創縫合不全が頻発し，広範な病変では複数の趾列切断が必要となる。その場合は前足部が狭く，残された中足骨頭底部への圧が集中するため，最初から中足部切断を選択する例も多い。

> **ミニ情報 NEXUS view**
> **後療法**
> 足底皮弁で骨切断部を被覆するように努める。
> 靴などルーズニングの生じる場合やベンチなどの生じる場合は，適宜インソールを処方する。

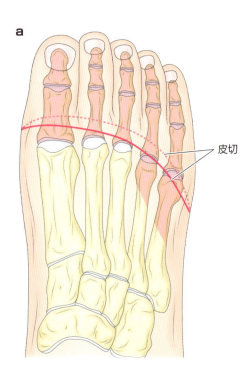
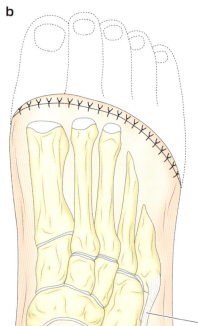
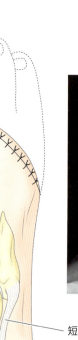
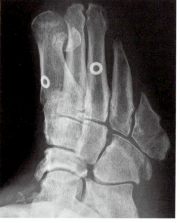

図6 母趾〜第3趾の足趾切断と第4, 5趾列切断

a：皮切と骨切除範囲
赤線：皮切
赤色部分：骨切除範囲
b：第4, 5趾列切断。第5趾列は，短腓骨筋腱が付着している中足骨近位の1/3 程度を残すように斜めに切除する。
c：皮膚縫合。

足関節より遠位の切断

足部関節離断（Chopart関節の切断）

1 皮切と骨切除範囲

仰臥位で連続した前方と後方の皮切で行う 図7a, 図7b。

前方からの進入法は，腓骨下端1cmの高さでLisfranc関節裂隙に沿って横切し，内果先端1cm下方の延長線上に向かった皮切とする。

後方からの進入法は，立方骨先端から足底を経由して舟状骨先端までの皮切とする。

2 創部の縫合（尖足防止）

実際には難しいが，①アキレス腱の延長，②前脛骨筋腱を距骨頚部の骨孔に，③短腓骨筋腱を踵骨前方突起の骨孔に通して移行し，縫着固定することで尖足を防止する 図7c。

その後は義足使用を12カ月以上続けることで，下肢機能を保てるという報告もある[1]。

> **ミニ情報 NEXUS view**
> **Lisfranc関節の切断**
> Lisfranc 関節の切断では，前脛骨筋付着を温存するなど筋腱の処理と，確実な装具併用によって良好な結果が得られる可能性がある。

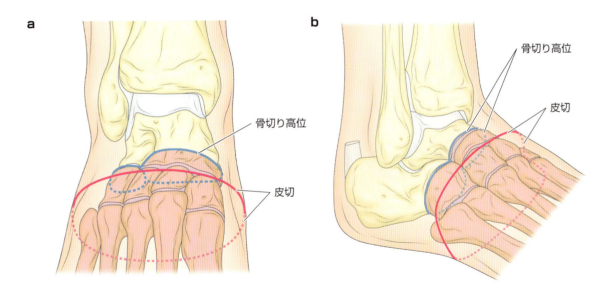

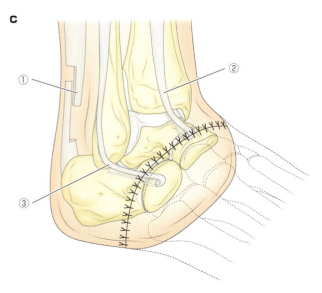

図7 Chopart切断

a, b：皮切と骨切除範囲
赤線：皮切
赤色部分：骨切除範囲
青線：骨切り高位
c：創部の縫合
①アキレス腱の延長
②前脛骨筋腱を距骨頚部の骨孔に縫着固定
③短腓骨筋腱を踵骨前方突起の骨孔に縫着固定

足関節切断

　足関節離断は，手術侵襲が筋腹切断の下腿切断に比べ少なく，荷重負荷に耐える断端が獲得できる点が有利である．
　ここでは 1 Syme切断，2 Boyd切断と 3 Pirogoff切断について解説する．

1 Syme切断

皮切と骨切除範囲

　仰臥位で連続した前方と後方の皮切で行う 図8a． 前方からの進入法は，外果下方から足関節裂隙に沿って横切し，内果先端1cm下方に向かった皮切とする．後方からの進入法は，外果先端から足底を経由して内果先端までの皮切とする．

周辺の靱帯・筋腱の切離

　前方は深層に進入し，背屈・伸筋腱を切腱して足背動脈も結紮切離する．
　前側方関節包を横切開して尖足位を保持し，内側三角靱帯を後脛骨動静脈に留意しながら切離し，外側側副靱帯（前距腓靱帯など）も切離する 図8b．
　後方では後方関節包の切離とアキレス腱を踵骨付着部から切離を行う 図8c．

> **コツ&注意 NEXUS view**
> 後脛骨動静脈は，あとで踵部皮弁の遠位端で切離する．後脛骨神経も同部で切離すると神経腫の問題が生じることもあり，その場合は足関節上部での切離が必要となる．
> アキレス腱後方の皮下組織は薄いので，皮膚を過って切開などの損傷をしないように留意する．

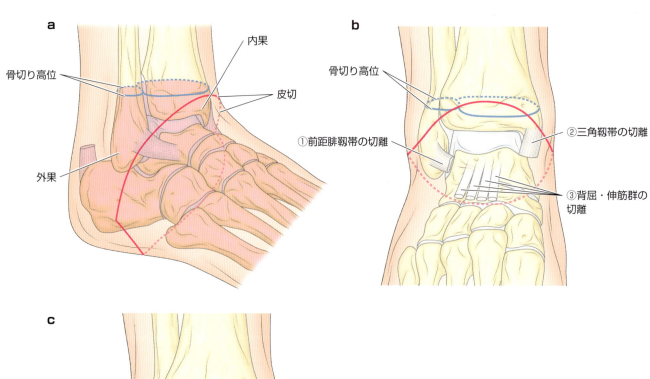

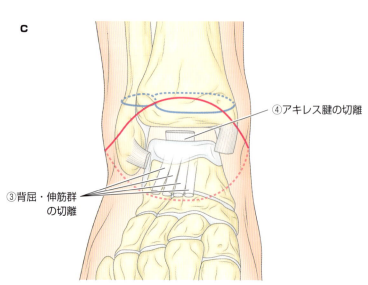

図8 Syme切断
a：皮切と骨切除範囲
赤線：皮切
赤色部分：骨切除範囲
青線：骨切り高位
b：①前距腓靱帯の切離
　　②三角靱帯の切離
　　③背屈・伸筋群の切離
c：③背屈・伸筋群の切離
　　④アキレス腱の切離

後方筋膜の切離，軟部組織の剥離

断端部の荷重性の獲得には骨切り高位，骨の荷重面積と踵部皮弁の処置が互いにリンクするので，それぞれ症例，条件に合った骨切り，踵部皮弁の作製が必要であることを肝に銘じ，以下の操作を継続する必要がある。

踵部皮弁は単純鉤で踵骨を前上方に引き出し，皮弁の剥離は皮下組織と踵骨の間を踵骨骨膜下に行う。

さらに前方の皮切まで剥離を進展，足底筋膜を切離し，皮弁を翻転して脛骨・腓骨周囲の軟部組織も剥離する。

外果・内果の骨切り，後方筋膜締結の骨孔作製

外果・内果骨切りのレベルは，脛骨関節辺縁面から6mm近位の位置で，脛骨下端の軟骨が指頭大に残るように切断する場合が多い 図8d。

原法では，腱は牽引後切離のままであるが，下腿部筋萎縮予防に脛骨に径5mmの骨孔を2穴以上開け，適度な緊張で前脛骨筋と後脛骨筋・長趾屈筋，長趾伸筋・長母趾伸筋と長母趾屈筋・長短腓骨筋を拮抗筋同士で通して縫合する例もある。

可能であれば，脛骨断端前方に骨孔を複数個開け 図8e，足底筋膜を前方に引き寄せて骨と締結し，強固な固定を得る。

> **コツ&注意 NEXUS view**
>
> 骨膜で覆われた房状の踵部脂肪組織の温存に努めることが肝要である。
>
> 踵部皮弁が脛骨下端の中央に位置し，脂肪組織のヒールパッドとしての柔軟性，弾力性，骨膜と脛骨断端との癒合・癒着により荷重時に内後方に移動して生じる疼痛を予防し，固定性が得られることで，断端部の荷重性がはじめて獲得できることに留意する。

> **コツ&注意 NEXUS view**
>
> 脛骨の切断面は脛骨骨軸に直交ではなく，荷重軸を基準とした立位時の断端面が正面，側面でも床面に水平となるように切断する。脛骨断端縁はヤスリで整えておく。
>
> 長期にわたる筋萎縮は必ずしも予防できないが，EMS（神経筋電気刺激療法）の併用などで萎縮予防の効果が期待される。

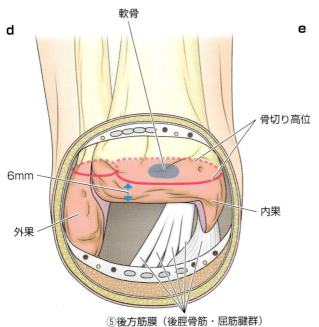
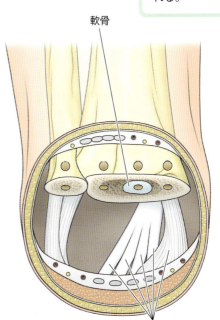

図8 Syme切断（つづき）

d：赤色部分：骨切除範囲
⑤後方筋膜（後脛骨筋・屈筋腱群）
e：骨切除・後方筋膜締結用の骨孔作製

> **トラブル　NEXUS view**
>
> **dog earの切除時期**
> 　外果・内果を切除した場合もdog earの即時切除は踵部皮弁の血流障害をきたすので，6週後に切除する 図8f 。
> 　両果部を残して6週後にdog earとともに両果を切除するWagnerの二期的形成術がある。

皮膚縫合

　骨切り部からの出血が多いときはドレーンを挿入し，マットレス縫合で圧が均等となるように縫合する 図8g 。

　皮膚縫合後，弾性包帯でバルキードレッシングを行い，抜糸も母趾切断と同様である。

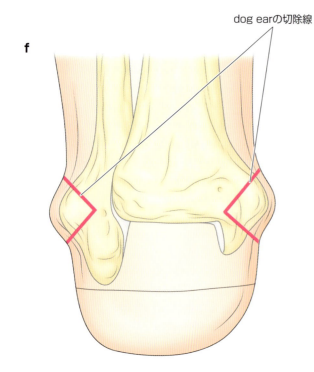

図8　Syme切断（つづき）

f：dog ear切除
g：皮膚縫合

足関節より遠位の切断

2 Boyd切断

皮切と骨切除範囲
皮切は，Syme切断時よりは下半分の皮弁が前方に広がる 図9a 。

周辺靱帯の切離
Syme切断と同様，足背の血管処理と三角・前距腓靱帯を切離し 図9b ，加えて内外側の距踵靱帯などの距踵関節周囲の靱帯も切離する。

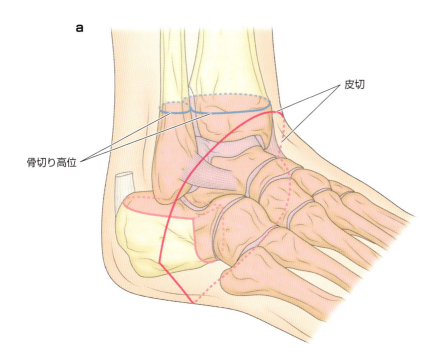

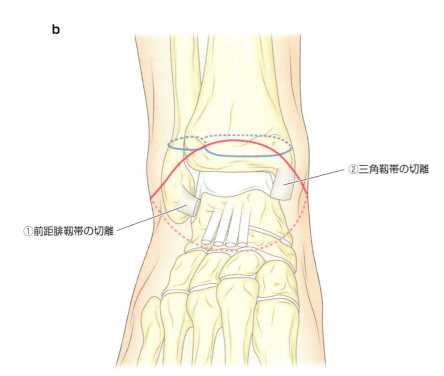

図9 Boyd切断
a：皮切と骨切除範囲
赤線：皮切
赤色部分：骨切除範囲
青線：骨切り高位
b：①前距腓靱帯の切離
　　②三角靱帯の切離

Chopart関節の離断

次いで足底筋群を切離し，Chopart関節の離断を行う．強固な距骨と踵骨を連結するすべての軟部組織を切離して距骨を摘出し，踵骨は立方骨との関節面を含めて踵骨頸部15mmの位置で垂直に骨切りを行う 図9c 。

踵骨の前方移動

踵骨を前方に移動させ，踵骨下面が床面と平行となるように脛骨断面と踵骨断面を骨切りする 図9c 。内・外側の足底神経は牽引を加えて切離し，後脛骨動静脈を同定，結紮切離する．

駆血帯を解除して止血操作を行う．

K-wire固定と皮膚縫合

経皮的に脛腓骨と踵骨の骨性癒合を高めるためK-wire固定を加える 図9d 。
骨切り部が大きいので吸引ドレーンを置き，同様の皮膚処置とする．
抜糸は通常2週間，K-wire抜去は4週間とする．

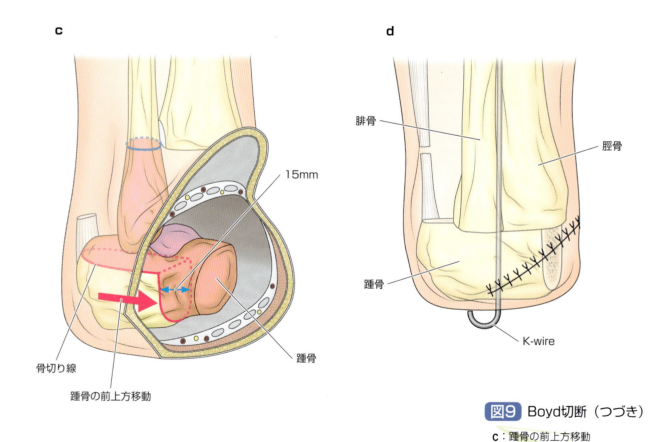

図9 Boyd切断（つづき）
c：踵骨の前上方移動
赤線：皮切
赤色部分：骨切切除範囲
d：踵骨－脛骨のK-wire固定

3 Pirogoff切断

皮切と骨切除範囲
皮切は，外果の前より下行，足底に達して足底を内果の前面に上行し，足背部を横断する 図10a。

距骨・踵骨の切除
距骨を切除して踵骨は後半部を残し，踵骨前半部と足根骨は除去する 図10b。

K-wire固定と皮膚縫合
踵骨の切断面を90°回転させて脛骨に骨接合を行う 図10c。

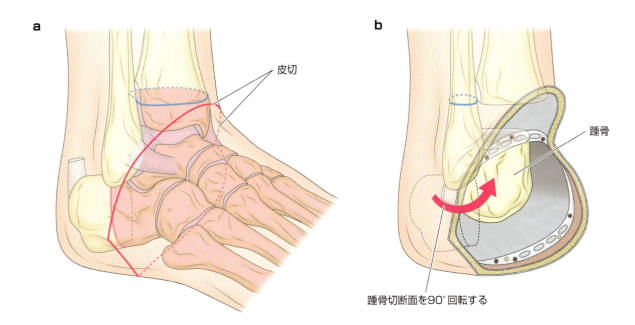

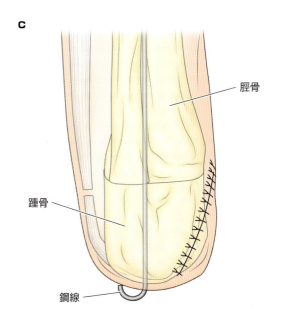

図10 Pirogoff切断
a：皮切と骨切除範囲
赤線：皮切
赤色部分：骨切除範囲
b：踵骨切断面の90°回転
c：踵骨－脛骨のK-wire固定

腱・靭帯の手術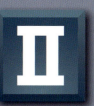

II. 腱・靱帯の手術

Lisfranc靱帯損傷に対する手術

聖路加国際病院整形外科　天羽健太郎

Introduction

術前情報

　骨折を伴うような脱臼骨折は含まず，あくまで靱帯損傷への手術として解説する。

●診断

　まず，しっかりと診断をつけることから始まる。患者は捻挫と思っていることもあり，Lisfranc部分が痛いことがわかっておらず，足関節の正面像と側面像しかX線を撮らないで見逃されることがある。必ず触診を行い，Lisfranc関節に圧痛がないか確認する。

　評価を行う関節は第1中足・内側楔状関節（1st tarsometatarsal joint：TMT joint），第2中足・中間楔状関節（2nd TMT joint），第2中足・内側楔状関節（狭義のLisfranc関節），第3中足・外側楔状関節（3rd TMT joint），そして第4，5中足立方関節（4, 5th TMT joint)である。

●手術適応と禁忌

　手術は関節のズレや不安定性がある損傷に適応となる。

・単純X線前後像：交通事故や高所転落のような高エネルギー損傷でのX線検査で一見してわかるズレの大きいものは診断が容易だが，捻挫のような低エネルギー損傷によるsubtle injuryとよばれる軽微なLisfranc靱帯損傷の場合はX線でズレや不安定性がわからないこと多い。一般的にX線撮影では，患側でも可能な範囲で荷重してもらい，前後像を撮影する。健側も同様に荷重位での撮影を行い，第2中足骨基部と中間楔状骨の間が健側と比べて2mm以上開いているようであれば不安定性ありとして手術適応とする[1] 図1 。

・荷重側面像，斜位像（非荷重）：側面像では，通常第5中足骨が内側楔状骨より底側に写るが，Lisfranc靱帯損傷があるとアーチの破綻をきたし，第5中足骨が底側に落ち込むことが確認され，重要な参考所見となる[1]。斜位像では，各中足骨とそれにつながる楔状骨や立方骨とのアライメントをみる。特に第2, 4TMTでズレていないか評価する。第2中足骨内側の軸と中間楔状骨内側の軸，そして第4中足骨内側の軸と立方骨内側の軸が一直線上になく，ズレていれば損傷ありと診断できる 図2 。

・エコー像：X線以外でエコーでも背側の靱帯損傷に関しては評価できる 図3 。エコーでは動態で評価でき，関節の間隙が開くことが確認できる。

・透視像：最終的には手術室で透視像をみて麻酔下評価を行う（examination under anesthesia；EUA）。評価は前足部を回内，回外や外転，内転して行う。

手術進行

1. 皮切，展開
   ・観血的アプローチ
   ・経皮的アプローチ
2. 整復
   ・観血的アプローチ
   ・経皮的アプローチ
3. 固定法（観血的アプローチ）
   ・スクリューとプレートによる固定
   ・スーチャーボタンによる固定
4. 後療法

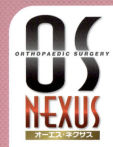

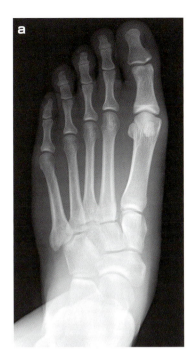
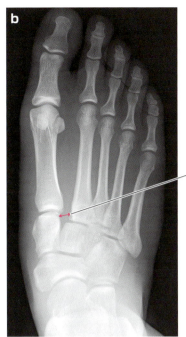

図1 単純X線荷重前後像による
Lisfranc靱帯損傷の診断

健側と比べて患側の第2中足骨・内側楔状骨間が開大している。
a：健側。
b：患側。

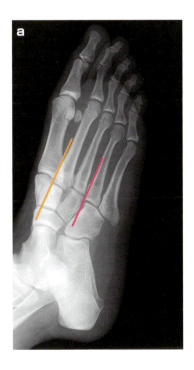
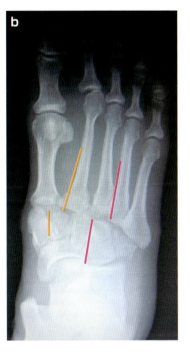

図2 斜位像による
Lisfranc靱帯損傷の診断

坐位で患側足底をフイルム面に付け，足関節は可能な範囲で伸展する。足底がフイルムに対して30°となるように外側を挙上して撮影する。
a：健常。第2，4ともに一直線上に並んでいる。
b：損傷。第2，4内側の直線がずれている。

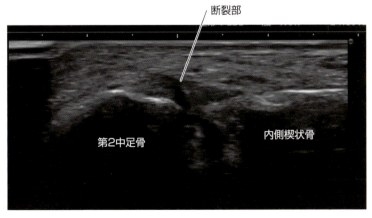

図3 エコー像による
Lisfranc靱帯損傷の診断

● 麻酔

その施設の慣例や術者の好みに従って行う。通常，全身麻酔か腰椎麻酔，またはブロック麻酔（坐骨神経ブロック）を組み合わせて行う。

● 手術体位

仰臥位で行う。膝伸展位で術者が近位側から術野をみるか，膝を屈曲させて足部全体をベッドに接地するようにして遠位側から術野をみるかのいずれかで手術を行う。

膝伸展位は体位として安定しているが，術野である足部は安定せず，また術中透視ではその都度，膝を屈曲位にして足を接地しなければならない。

膝屈曲位では足部は接地して透視での評価はしやすいが，肢位として膝屈曲位は安定していない面がある。

● 必要物品

切開セット（手の機械のような細かい処置ができるものが望ましい），大きい整復鉗子（内側楔状骨と第2中足骨を挟める大きさ），固定物品（スクリューやスーチャーボタン，プレートなど）を準備する。

❶ 術前に可能な範囲で，荷重位での前後像で評価する。
❷ 不安定性があれば手術適応，展開では神経血管に注意する。
❸ 透視下で整復し，スクリューやスーチャーボタンで固定する。

手術手技

1 皮切，展開

皮切は観血的アプローチと経皮的アプローチがあり，透視での整復の可否や骨片の有無，そして術者の経験などによって総合的に判断する．整復困難や骨片があれば迷わず観血的で直視下に関節面をみる手術を行う．

観血的アプローチ

第2中足骨の内側縁に沿って，関節を挟んで中間楔状骨内側までの切開を置く図4．この切開では主に第1中足・内側楔状関節，第2中足・中間楔状関節，第2中足・内側楔状関節（狭義のLisfranc関節）が確認可能で，もし第3中足・外側楔状関節も確認が必要であれば，切開線を第2中足骨中心へと変えて，切開も延長するか，弯曲切開を行う．

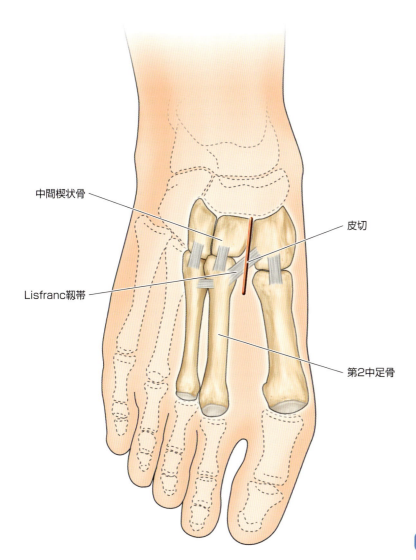

図4 観血的アプローチの皮切

切開に際し，第1，2中足骨基部付近の皮下に内側足背皮神経が近位外側から遠位内側へと斜めに横切っている 図5a 。内側足背皮神経を内側によけると，その下に短母趾伸筋（extensor hallucis brevis；EHB）がある 図5b 。この筋腹を牽引して母趾が伸展することを確認する。内側に長母趾伸筋（extensor hallucis longus；EHL）がある 図5b 。EHLを内側に，EHBを外側によけると，その深部に神経血管束（深腓骨神経と足背動脈）がある 図5c 。神経血管束をよければ，あとは怖いものはなく，靱帯，関節包のみである 図5d 。

コツ&注意 NEXUS view

最初の切開が深く入りすぎると内側足背皮神経を損傷するリスクがあるため，浅めに切開を置く。
　神経血管束はベッセルループを引っ掛けて保持しておき，損傷しないように常時注意する。

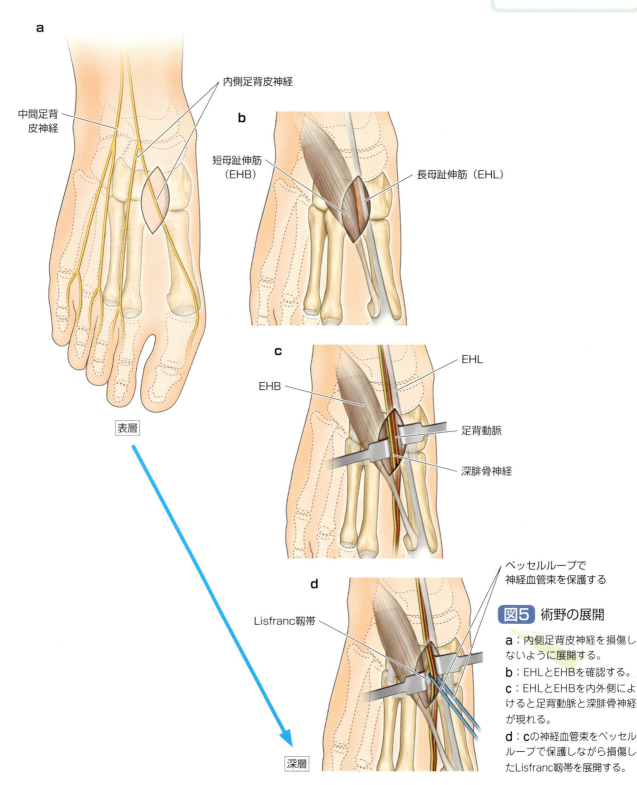

図5 術野の展開
a：内側足背皮神経を損傷しないように展開する。
b：EHLとEHBを確認する。
c：EHLとEHBを内外側によけると足背動脈と深腓骨神経が現れる。
d：cの神経血管束をベッセルループで保護しながら損傷したLisfranc靱帯を展開する。

経皮的アプローチ

経皮的アプローチの明確な適応基準はない。低エネルギー損傷で主に第2中足骨・内側楔状骨間の不安定性のみである場合に行われることが多い[2]。

皮切は，鉗子を挿入する内側楔状骨内側と第2中足骨基部外側である 図6 。

イメージで確認して切開を置き，モスキートペアン鉗子などで鈍的に皮下組織を剥離する。内側楔状骨内側は上方には前脛骨筋が付着して底側には神経血管が走っているが，内側中央にはあまり危険な組織はない 図7 。第2中足骨外側には近くに伸筋腱が走っており，損傷しないように丁寧に剥離する。

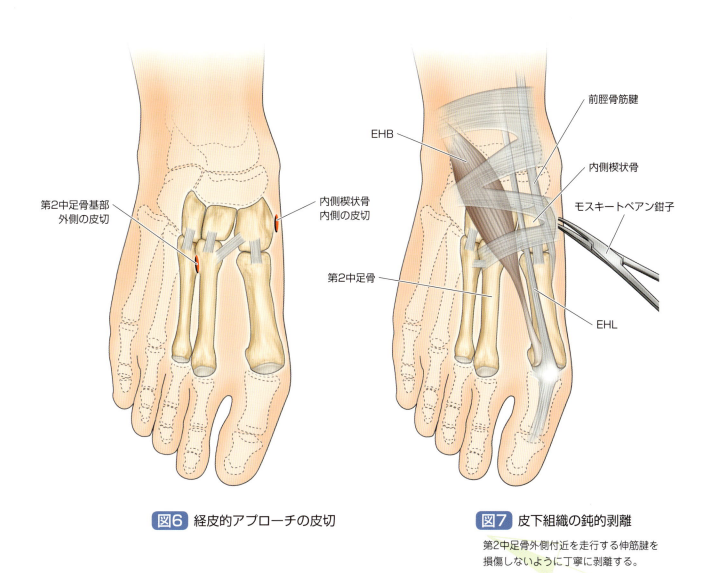

図6 経皮的アプローチの皮切

図7 皮下組織の鈍的剥離
第2中足骨外側付近を走行する伸筋腱を損傷しないように丁寧に剥離する。

2 整復

観血的アプローチ
観血的アプローチでは，第1，2 TMT関節はそのまま直視で整復位が確認できる．上方からみて内外転のみならず，側面からの上下のズレもないように注意する 図8．

経皮的アプローチ
経皮的アプローチでの第2中足骨・内側楔状骨間の整復は，整復鉗子を使用して透視をみながら行う 図9．

> **コツ&注意 NEXUS view**
> 透視の斜位像で，第4中足骨内側の軸と立方骨内側の軸が一直線になっていることを確認する．
> 整復後，必ず手で関節面を触り，関節に段差が生じていないことを確認する 図8．

> **トラブル NEXUS view**
> 整復が困難な場合，底側に骨片がインピンジしている場合があるため，小エレバトリウムなどで引っ掛かりをとり整復する．経皮的アプローチであれば第2中足骨・内側楔状骨直上にも小切開をおき，小エレバトリウムを鈍的に挿入して同様に整復する．
> 第4，5 TMT関節も損傷していても，通常は第1～3 TMT関節が整復されれば自動的に整復されることが多い．整復されていなければ，第4，5 TMT関節の間に切開を置き，観血的に展開する．
> 整復鉗子が背側にかかっていると，底側が開いたまま背側のみが閉じた形で整復され，整復が不十分となる．底側も閉じるように整復鉗子の位置に注意する．

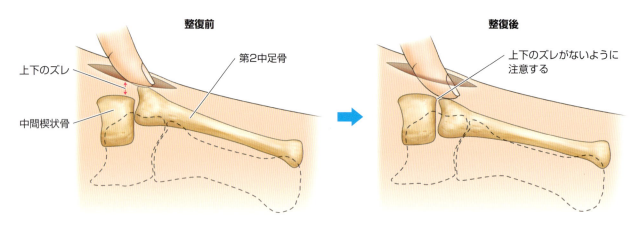

図8 第2中足骨・中間楔状骨間の整復

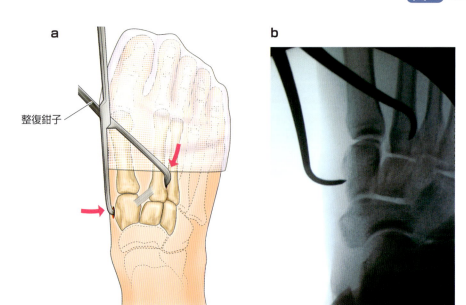

図9 第2中足骨・内側楔状骨間の整復
a：整復鉗子による整復操作（赤矢印）
b：術中透視像

3 固定法（観血的アプローチ）

スクリューやスーチャーボタン，もしくはプレートで固定する．代表的なスクリュー固定を解説する．

スクリューとプレートによる固定

内側楔状骨から第2中足骨基部に向かってガイドピンを刺入する．このとき，透視にて前後面から側面像まで多面的に評価する．ドリルを行い，2つの骨の骨皮質を計4つ貫き，3.5～4.0mm径のコーティカルスクリューで固定する 図10．

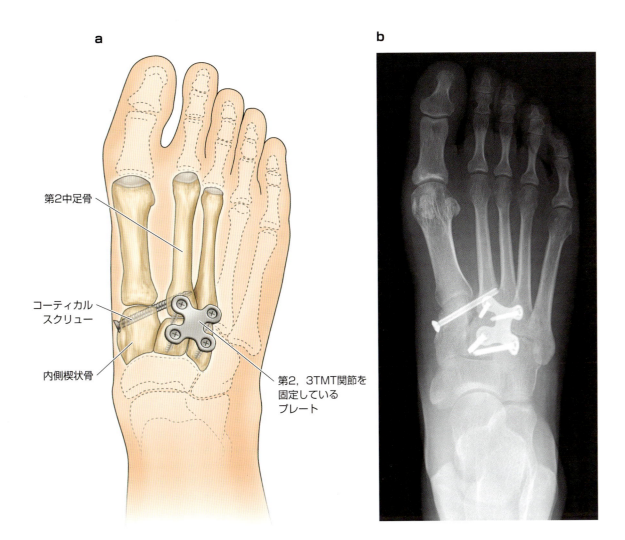

コツ&注意 NEXUS view

各骨が小さいため，スクリューホールが空いたときに角や関節面にスクリューが入らないようにしっかり確認する．
プレートの位置と仮固定して，スクリューがすべての骨にきちんと入るようにイメージで入念にチェックする．

図10 スクリューとプレートによる固定
a：第2中足骨・内側楔状骨間はスクリュー固定，第2，3TMT関節はプレートで固定する．
b：術後X線像．

スーチャーボタンによる固定

スクリュー固定は固定性が高いとされるが，折損のリスクや抜釘が必要になることなどから，近年はスーチャーボタンの使用も増えている。当科では，スーチャーボタンを使用して糸の結び目を作らないようにknotless anchorを使用して糸を固定している 図11。

> **コツ&注意 NEXUS view**
> 固定後は必ず透視にて前足部を回内，回外や外転，内転して不安定性がないか確認する。第4，5 TMT関節は第1〜3 TMT関節に比べ可動性が大きく，できるだけ拘縮を作りたくないため，損傷している場合の固定は，2.0か1.8mm径のK-wireを逆行性（中足骨から立方骨へ）に挿入し，3〜5週程度で抜去する。骨折を伴って短縮している場合は創外固定を使用する。

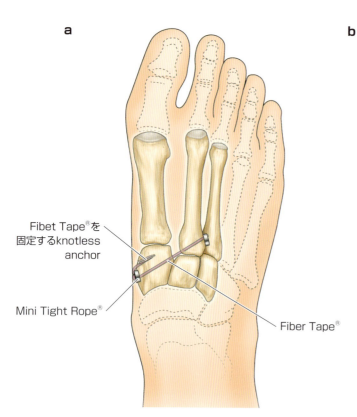

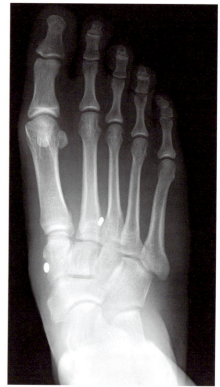

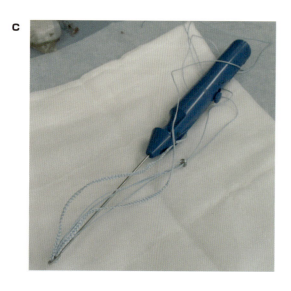

> **コツ&注意 NEXUS view**
> 内側楔状骨にボタンホールとアンカーホールを作製するので，干渉しあわないようにあらかじめスペースの配分を考えておくことが大切である。

図11 スーチャーボタンによる固定

a：Fibet Tape®（Arthrex社）を固定するknotless anchor
b：術後X線像
c：当科で使用しているスーチャーボタン（Arthrex社のMini Tight Rope®にFiber Tape®を通したもの）

4 後療法

損傷の程度，固定性によって免荷期間は異なる。

一般的には術後3〜6週免荷を行い，その後ブーツやソールの硬い靴などで徐々に荷重をかけていき，術後6〜12週で通常靴での全荷重とする[2,3]。

スクリュー固定した場合，前足部に荷重をかけるとスクリューが折損するリスクがあるため全荷重をかける前に抜釘する。

当科では安定した固定が得られた場合，ギプスにヒールをつけて踵での荷重歩行を行い，術後4〜8週でアーチサポートのインソールを入れた通常靴での全荷重歩行を許可している。

文献

1) Benirschke SK, Meinberg E, Anderson SA, et al. Fractures and dislocations of the midfoot: Lisfranc and Chopart injuries. J Bone Joint Surg 2012；94（14）：1326-37.
2) Vosbikian M, O'Neil JT, Piper C, et al. Outcomes After Percutaneous Reduction and Fixation of Low-Energy Lisfranc Injuries. Foot Ankle Int 2017；38（7）：710-5.
3) Wagner E, Ortiz C, Villalón IE, et al. Early weight-bearing after percutaneous reduction and screw fixation for low-energy lisfranc injury. Foot Ankle Int 2013；34（7）：978-83.

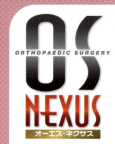

II. 腱・靱帯の手術

足底腱膜炎に対する鏡視下足底腱膜部分切離術

重城病院CARIFAS足の外科センター　片倉　麻衣
重城病院CARIFAS足の外科センター　重城　保之
重城病院CARIFAS足の外科センター　高尾　昌人

Introduction

　1991年，BarrettとDayにより鏡視下足底腱膜部分切離術が初めて報告された[1]。鏡視下手術は直視下手術と比べて術後疼痛が小さく，術後早期での主観的／客観的機能評価が良好で，日常生活や仕事への復帰時期が早く，合併症が少ないと報告されている[2,3]。

　鏡視下手術には，足底腱膜の底側からのアプローチ（infrafascial法）と足底腱膜の背側からのアプローチ（suprafascial法）がある 図1 。Infrafascial法では十分な視野が得にくく，また踵骨棘を切除することができない。著者らは，良好な視野のもとに足底腱膜とその踵骨付着部が観察でき，踵骨棘の切除も可能であるsuprafascial法を用いている[4,5]。

術前情報

●手術適応

　本術式の適応は，安静，ストレッチング，インソールの使用，体外衝撃波といった各種の保存療法に抵抗する，難治性の足底腱膜炎である。踵部痛を生じる他の疾患は多く，正確な診断のもとに本術式の適応を決めることが重要である。

●診断のポイント

①特徴的な症状：起床時や歩行開始時の踵部痛。
②理学所見：踵骨隆起内底側の足底腱膜付着部の圧痛 図2a ，足関節を背屈した状態で母趾MTP（metatarsophalangeal，中足趾節）関節を他動背屈した際に踵部痛が誘発されるwindlassテスト 図2b 。
③画像検査：超音波検査で足底腱膜の肥厚の有無の確認，単純X線で踵骨棘の有無の確認 図2c 。

これらを総合して診断する。

●麻酔

　全身麻酔と膝窩アプローチによる坐骨神経ブロックを併用している。坐骨神経ブロックを行うことで術後の疼痛を大きく緩和できるため，術翌日から円滑にリハビリテーションを開始できる。

●手術体位

　仰臥位とし，大腿部に駆血帯を装着する。手術器具が手術台や健側下肢と干渉しないよう患側下腿を足台に乗せ，健側より約10cm浮いた状態にする 図3 。

手術進行

1. 内側ポータルの作製と軟部組織の剥離
2. 鈍棒の挿入と外側ポータルの作製，関節鏡の挿入
3. 電動シェーバーの挿入
4. ワーキングスペースの作製
5. 踵骨棘の切除
6. 足底腱膜の部分切離
7. 創閉鎖
8. 後療法

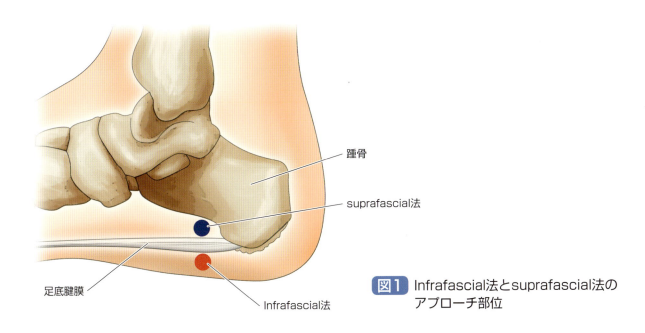

図1 Infrafascial法とsuprafascial法のアプローチ部位

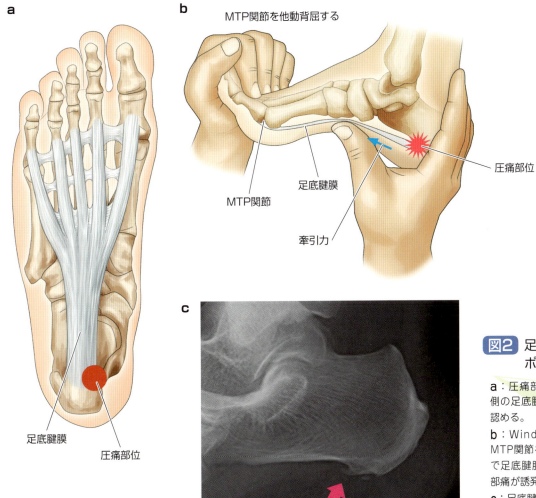

図2 足底腱膜炎診断のポイント

a：圧痛部位。踵骨隆起内底側の足底腱膜付着部に圧痛を認める。
b：Windlassテスト。母趾MTP関節を他動背屈することで足底腱膜が伸長されて、踵部痛が誘発される。
c：足底腱膜踵骨付着部の踵骨棘を示す単純X線像（赤矢印）。

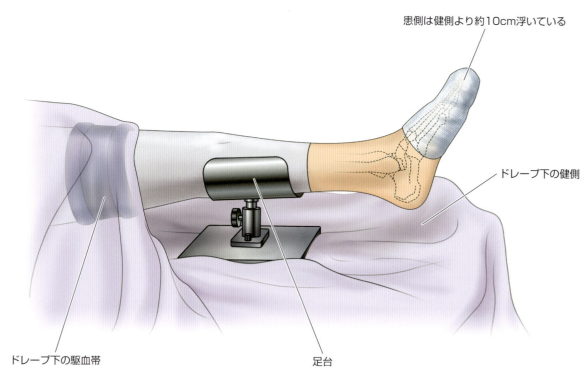

患側は健側より約10cm浮いている

ドレープ下の健側

ドレープ下の駆血帯

足台

図3 手術体位

❶関節鏡挿入の前に，モスキートペアン鉗子で軟部組織を剥離して十分な作業スペースを確保する。
❷足底腱膜全幅の内側約1/3を切離する。
❸足底腱膜底側の脂肪組織がみえるまで，足底腱膜の全層を確実に切離する。
❹足底腱膜内側縁の切り残しがないことを確認する。

手術手技

1 内側ポータルの作製と軟部組織の剥離

　X線透視下に足部内側面において，踵骨隆起足底腱膜付着部の10mm前方，足底腱膜より5mm背側にマーキングを行う 図4。マーキング部位に約5mmの皮切を行い，内側ポータルを作製する。モスキートペアン鉗子を挿入して，踵骨隆起前縁と足底腱膜の間を剥離してワーキングスペースを作製する 図5。内側ポータルの周囲には外側足底神経の第1枝が走行しており，その損傷を避けるため，皮切は真皮までとし，深部は鈍的に剥離する。

> **コツ&注意 NEXUS view**
> 関節鏡を挿入する前に，モスキートペアン鉗子を用いて術野に十分なスペースを作製しておくことが重要である。その際，モスキートペアン鉗子の先端で踵骨内側隆起と足底腱膜に触れ，適切な位置を同定する。

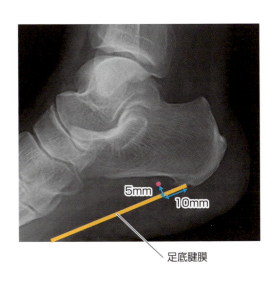

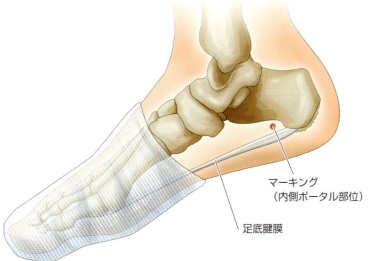

図4 内側ポータル作製のためのマーキング

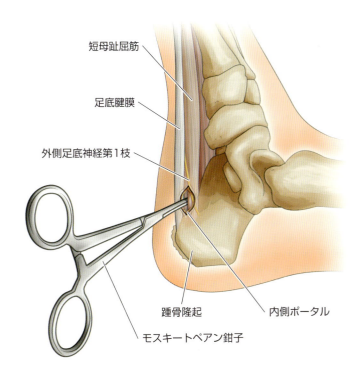

図5 ワーキングスペースの作製
踵骨隆起前縁と足底腱膜の間を剥離する。

2 鈍棒の挿入と外側ポータルの作製，関節鏡の挿入

　内側ポータルから外側遠位に向かって，関節鏡の鈍棒を足部の長軸の垂線から約20°傾けて挿入する 図7 。鈍棒の先端で外側の皮膚を突き上げ，同部位を尖刃で切開して外側ポータルを作製する 図6 。外側ポータルから鈍棒先端を突き出し 図7 ，外側から内側に向かい関節鏡の外筒を先端が内側ポータルから突出するまで挿入する。鈍棒を抜去し，外筒内に外側から4.0mm径30°斜視鏡を挿入する 図8 。

> **コツ&注意 NEXUS view**
> 関節鏡の鈍棒を足部の長軸の垂線から約20°傾けて挿入することで視野が得やすくなる 図7 。

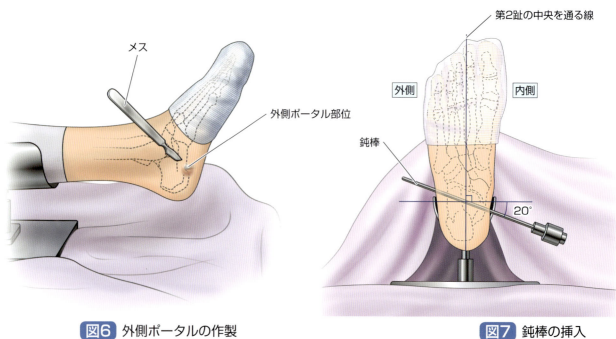

図6 外側ポータルの作製
鈍棒の先端で押し上げられている皮膚をメス（尖刃）で切る（外側ポータル部位）

図7 鈍棒の挿入

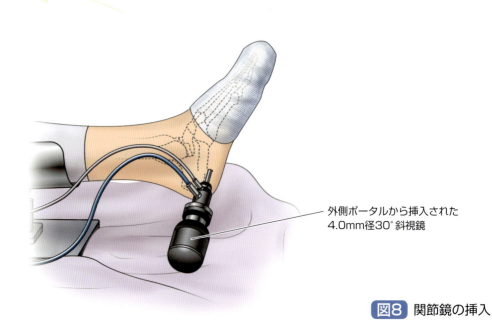

図8 関節鏡の挿入

3 電動シェーバーの挿入

内側ポータルから3.5mm電動シェーバーを挿入する。内側ポータルから皮膚外に突出している関節鏡の先端に電動シェーバーの先端を近づけ 図9a ，関節鏡の視野内に電動シェーバーをとらえたままワーキングスペースまで関節鏡を引きつつ電動シェーバーを進めることで 図9b ，的確な位置に電動シェーバーを挿入することができる。

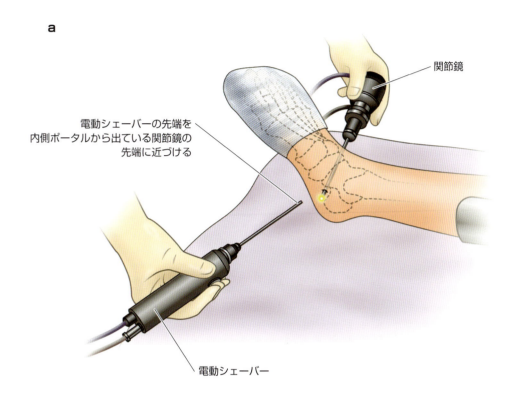

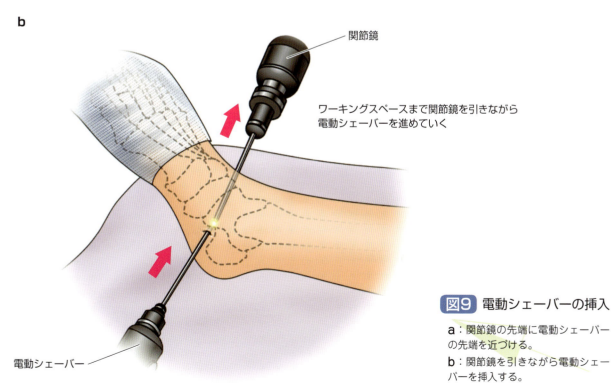

図9 電動シェーバーの挿入
a：関節鏡の先端に電動シェーバーの先端を近づける。
b：関節鏡を引きながら電動シェーバーを挿入する。

4 ワーキングスペースの作製

電動シェーバーで，足底腱膜切除予定部位に接する短趾屈筋の筋腹の一部を，足底腱膜の踵骨付着部がしっかりと観察できるまで切除する 図10 。筋腹の切除は，視野とワーキングスペース確保に必要な最小限の切除に留めるように配慮する。

> **コツ&注意 NEXUS view**
> 正しい位置に関節鏡が挿入されていれば，視野には短趾屈筋筋腹が観察できる。筋腹が観察されない場合は関節鏡の挿入位置を再確認する必要がある。

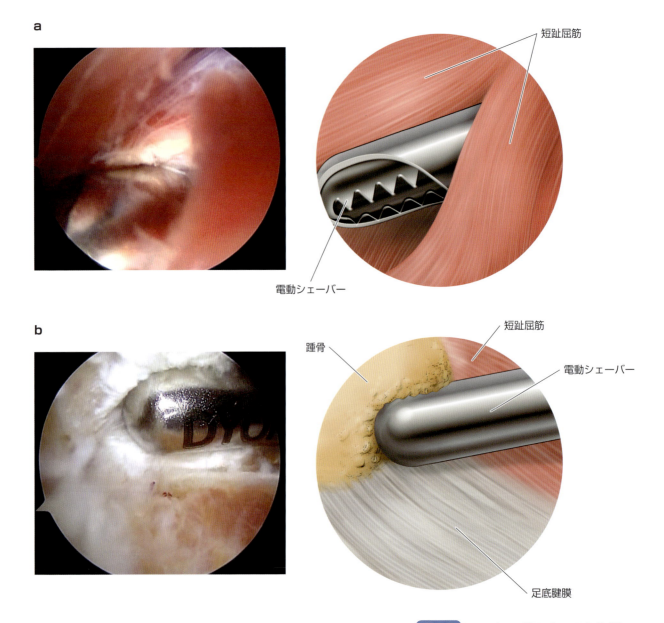

図10 ワーキングスペースの作製
a：電動シェーバーによる短趾屈筋の部分切除
b：作製されたワーキングスペース

5 踵骨棘の切除

踵骨棘がある場合は，4.0mm径アブレーダーバーを用いて切除する 図11a 。

足底腱膜の多くの線維は踵骨棘の底側に接して踵骨に付着しているので，踵骨棘を切除することで，足底腱膜の踵骨付着部の全景を観察することができる 図11b 。

> **コツ&注意 NEXUS view**
> 2009年に発表されたメタアナリシスでは，踵部痛を有する患者はそうでない者に比べ踵骨棘存在率が8倍だったと報告されている[6]。したがって，著者らは踵骨棘がある場合は骨棘切除を行っている。

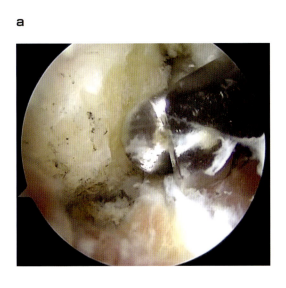
a

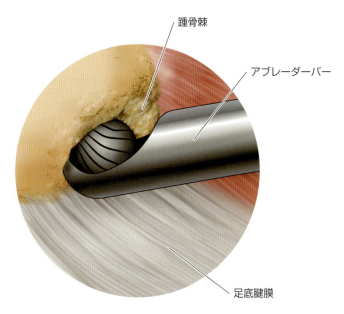

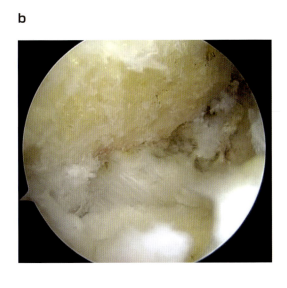
b

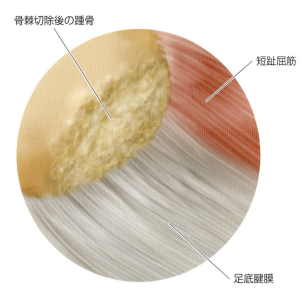

図11 踵骨棘の切除
a：アブレーダーバーによる踵骨棘の切除
b：骨棘切除後の踵骨

6 足底腱膜の部分切離

内側ポータルからフック型の関節鏡用電気メスを挿入し，足底腱膜を切離する図12。足底腱膜の全幅の66％を切離すると，50％以下を切離した場合と比較して術後の足部外側痛の発症率が高くなること[7]，内側1/3から1/2の切離では術後の内側アーチ低下などの合併症が起こらなかったこと[8]が報告されているため，足底腱膜の内側1/3の幅を目安に切離を行う．

> **コツ&注意 NEXUS view**
> 足底腱膜の切離は，切離部位の底側に脂肪組織がみえるまで行い，さらにプローブで触診をして全層が切離できていることを確認する．
> 足底腱膜の最内側の線維を切り残すと疼痛残存の原因となるため，足底腱膜の内側縁まで切離できていることをよく確認する．

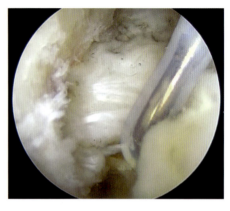

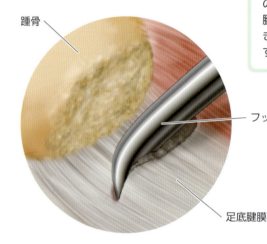

踵骨
フック型関節鏡用電気メス
足底腱膜

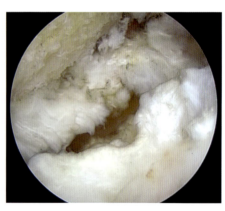

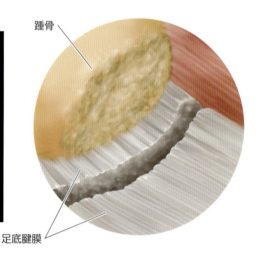

踵骨
足底腱膜

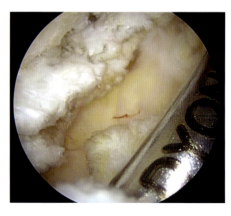

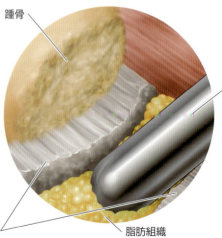

踵骨
電動シェーバー
切離された足底腱膜
脂肪組織

図12 足底腱膜の切離
a：フック型電気メスによる足底腱膜の切離．
b：部分切離された足底腱膜．
c：切離後，切離部の底側に脂肪組織がみえることを確認する．

7 創閉鎖

内側，外側のポータルをナイロン糸で縫合する。

8 後療法

術翌日より疼痛自制内で可動域訓練，荷重歩行を開始する。

文献
1) Barrett SL, Day SV, Brown MG. Endoscopic plantar fasciotomy：preliminary study with cadaveric specimens. J Foot Surg 1991；30：170-2.
2) Tomczak RL, Haverstock BD. A retrospective comparison of endoscopic plantar fasciotomy to open plantar fasciotomy with heel spur resection for chronic plantar fasciitis/heel spur syndrome. J Foot Ankle Surg 1995；34：305-11.
3) Chou AC, Ng SY, Koo KO. Endoscopic Plantar Fasciotomy Improves Early Postoperative Results: A Retrospective Comparison of Outcomes After Endoscopic Versus Open Plantar Fasciotomy. J Foot Ankle Surg 2016；55：9-15.
4) Komatsu F, Takao M, Innami K, et al. Endoscopic surgery for plantar fasciitis：application of a deep-fascial approach. Arthroscopy 2011；27：1105-9.
5) Miyamoto W, Yasui Y, Miki S, et al. Endoscopic plantar fascia release via a suprafascial approach is effective for intractable plantar fasciitis. Knee Surg Sports Traumatol Arthrosc 2018；26：3124-8.
6) McMillan AM, Landorf KB, Barrett JT, et al. Diagnostic imaging for chronic plantar heel pain：a systematic review and meta-analysis. J Foot Ankle Res 2009；2：32.
7) Brugh AM, Fallat LM, Savoy-Moore RT. Lateral column symptomatology following plantar fascial release: a prospective study. J Foot Ankle Surg 2002；41：365-71.
8) Bazaz R, Ferkel RD. Results of endoscopic plantar fascia release. Foot Ankle Int 2007；28：549-56.

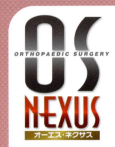

II. 腱・靱帯の手術

足関節外側靱帯損傷に対する鏡視下手術

百武整形外科・スポーツクリニック　田中　博史

Introduction

術前情報

●治療方針

　当院における足関節外側靱帯損傷の治療方針は 図1 に示す通りであり，原則的には保存療法を第1選択としている．

　保存療法，手術療法に関わらず筋力訓練，バランス訓練などの理学療法はきわめて重要であり，しっかりした保存療法で症状が改善する症例を多く認める．したがって手術適応となる症例は，疼痛や不安定性のために保存療法を継続することが困難な症例あるいは治療期間の長期化などにより患者側から手術を希望された症例などであり，画像診断による不安定性のみでは明確な手術適応を決めるのは難しい．実際，患者側の希望と理学所見を参考にしながら決定しているのが現状である．

●手術適応

　一般的な手術適応は，繰り返し捻挫を経験し，保存療法が奏功しなかった症例[1,2]，"giving way"を認める症例[1,2]，機械的不安定性が存在する症例[1~4] などとされている．

　著者が最も重要視しているのは問診と理学所見 表1 であり，補助診断のツールとしては，術前にストレス単純X線，MRI，超音波検査を行っている．

●禁忌

　明らかな禁忌となる症例はないが，最終受傷から日が浅い症例は関節包の損傷が強く，鏡視が困難となりやすいため，受傷早期の手術は勧めにくい．

　また全身関節弛緩性のある症例や過去にオープンでの靱帯縫合が行われている症例などは，salvageの方法を準備してから手術に臨む必要がある．

●画像検査

　術前画像検査としてストレスX線 図2a ，MRI，CT，超音波検査 図2b などがあげられる．

　ストレスX線，超音波検査は足関節の不安定性を客観的に確認する目的で行い，MRIは距骨骨軟骨損傷（osteochondral lesion of talus；OLT）などの合併損傷の確認を主な目的としている．骨棘によるインピンジメント症状を認める症例では，骨棘の位置や範囲を確認する目的でCT検査を行う．

手術進行

1. 皮切，ポータル作製
2. 関節内の観察，処置
    ・観察
    ・処置
3. 外側靱帯周囲の観察，処置とAALポータル作製
    ・観察
    ・処置とAALポータル作製
4. 骨孔作製から靱帯修復
    ・骨孔作製
    ・靱帯修復①
    　－ラッソの挿入～抜去
    ・靱帯修復②
    　－Racking hitch縫合
    ・靱帯修復③
    　－アンカーの挿入と整復，縫合
5. 後療法

図1 当院の足関節外側靱帯損傷の治療方針

表1 問診・理学所見のチェックポイント

問診のチェックポイント
- スポーツ（種目，ポジション，レベル）または職業
- 捻挫歴の有無（初回または複数回）
- 治療歴の有無
- 不安定感の有無
- 疼痛の有無

理学所見のチェックポイント
- 左右差
- 徒手的不安定性
- 前方，後方インピンジメントの症状
- 圧痛点
- 足関節周囲筋力（底背屈，内がえし，外がえし）
- 徒手整復での症状改善

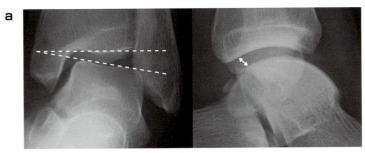

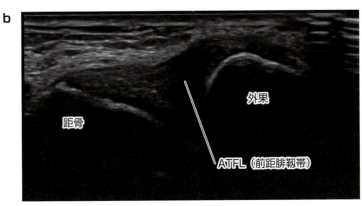

図2 術前の画像検査
足関節の不安定性を確認する。
a：ストレスX線検査
b：超音波検査

●麻酔
　全身麻酔または脊椎麻酔で行う。
●手術体位，セッティング
　仰臥位で行う。股関節・膝関節屈曲位，足関節はベッドから浮いている状態で行う 図3a, 図3b。
　原則的には駆血は行わないが，大腿部の駆血帯は巻いておく。介達牽引装置を使用し 図3c，関節鏡タワーとMayo台を健側に，イメージを患側に配置する 図3d。

> **コツ&注意 NEXUS view**
> **診察時の症状改善の確認**
> 　診察では足関節を前方に引き出した状態で患者に足関節を自動底背屈してもらう。前方インピンジメント，後方インピンジメントの症状（痛みや詰まり感）を確認した後，距骨をmortiseに整復し，同様に足関節自動底背屈してもらうと症状が消失することを確認する。

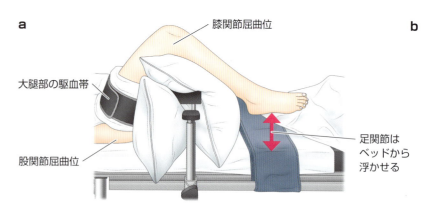
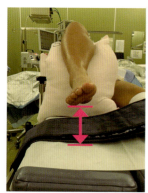
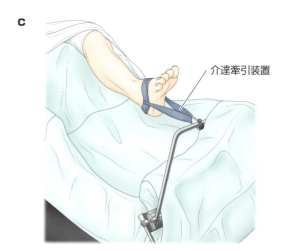
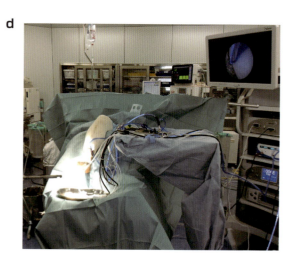

図3 体位とセッティング
a, b：手術体位
c：介達牽引装置
d：セッティング

Fast Check
① 十分な問診，診察を行う。診察上，不安定性を取り除くと症状が改善することを確認する。
② 画像評価では，不安定性の裏付けと靱帯の確認，OLT，骨棘などをチェックして同時に行うべき手技があるか決定する。
③ 鏡視は視野の確保，ポータルの位置に注意し，関節包を過度に損傷しないことが重要である。
④ 縫合糸が靱帯の距骨側までしっかりと掛かっていること，アンカー挿入時の距骨の整復保持が重要である。
⑤ 術後の筋力訓練を中心とした十分なリハビリテーションも重要である。

手術手技

1 皮切，ポータル作製

ポータルは前内側（antero-medial；AM）ポータル，前外側（antero-lateral；AL）ポータル，accessory antero-lateral（AAL）ポータルを用いる 図4a，図4b。

AMポータルとALポータル作製の皮切は，皮膚のみメスで切開し，皮下から関節包まで鈍的な剥離を加えずに穿破する。

ポータルのサイズは関節鏡が通る最小限のサイズとする。

> **コツ&注意 NEXUS view**
> ポータルサイズが大きすぎる場合はポータルから皮下に灌流液が漏出するため，皮下が腫れる原因となる。同様の理由からポータル周囲の滑膜切除も原則的にシェーバーを使わずRFデバイスを使用する。

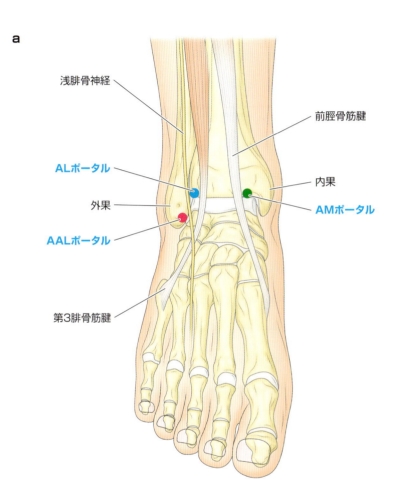

> **コツ&注意 NEXUS view**
> ALポータルの多くは浅腓骨神経の内側に位置することが多いが 図4a，浅腓骨神経にはバリエーションがあるため注意が必要である。
> AALポータルとの距離の関係上，ALポータルの位置はきわめて重要である 図4b。

図4 皮切，ポータルの位置
a：正面
b：外側

121

まずAMポータルから作製して鏡視を始める。

ALポータルは鏡視で 図5 のようにみえる関節鏡の位置を決定する。イルミネーションガイドを用いながら，第3腓骨筋腱の外側で，関節内からみると滑膜ひだの中または下に23G注射針を関節前方から後方に向けて刺入して位置を確認する 図4 ～ 図5 。

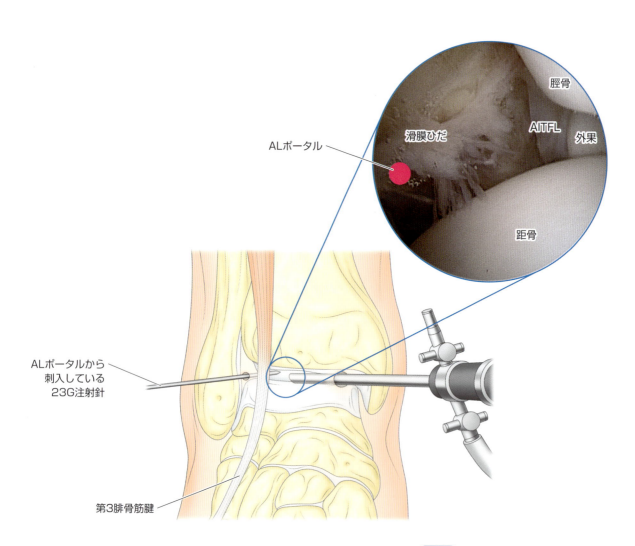

図5 内側からみるALポータルの位置

2 関節内の観察，処置

観察
　関節内は距腿関節後方から前方にかけて軟骨損傷，関節内遊離体，滑膜炎，骨棘などの有無を確認する．さらに三角靱帯（deltoid ligament；DDL）損傷，前下脛腓靱帯（anterior inferior tibiofibular ligament；AITFL）損傷の有無を確認する．

処置
　合併損傷があれば，先にすべての処置を終わらせてから外側靱帯修復に移る．
　外側の不安定性がある場合，内果と距骨の適合性も悪く，三角靱帯深層がたわみながら挟まっていることもある 図6a 。靱帯修復終了後に再度確認して評価する 図6b 。

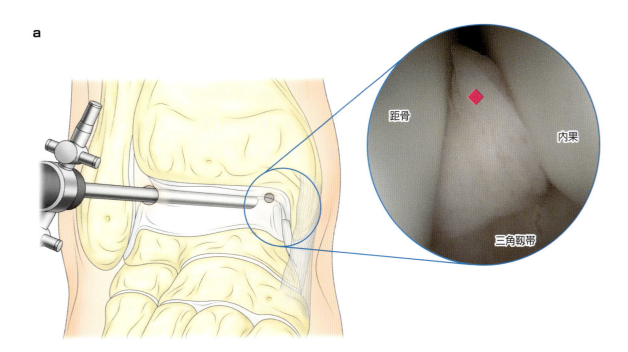

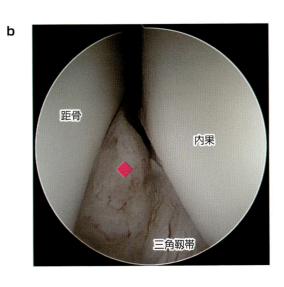

図6 ALポータルからみる関節内の観察：病変の評価
a：内果−距骨間の不適合と三角靱帯深層，滑膜炎のインピンジを認める（◆部分）．
b：術後，インピンジは消失している（◆部分）．

繰り返し捻挫している症例は，内がえし時に距骨前内側と天蓋前内側が衝突することにより，天蓋前内側縁に軟骨損傷や滑膜増殖および関節包の癒着を認めることが多い 図6c 。そのような症例では，理学所見として前内側の関節裂隙の圧痛，腫脹，前方インピンジメント症状を認めることが多く，罹患期間が長い症例は骨棘が増殖しているため骨棘切除も行う 図6d 。

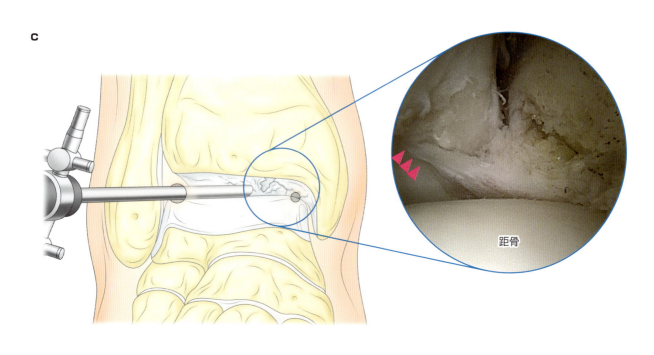

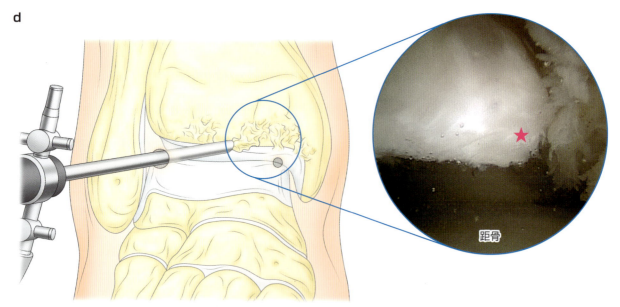

図6 ALポータルからみる関節内の観察：病変の評価（つづき）

c：天蓋前内側の軟骨損傷（▲部分），滑膜炎，関節包の癒着を認める。
d：天蓋前方に骨棘を認める（★部分）。

3 外側靱帯周囲の観察，処置とAALポータル作製

観察
すべての関節内病変を確認，処置した後にALポータルから外果前方に沿って関節鏡を下方に滑らせ，前距腓靱帯（anterior talofibular ligament；ATFL）を観察する。

処置とAALポータル作製
ATFLとその周囲の関節包に滑膜炎が多くみられる場合は鏡視が困難になることが多いため，再度AMポータルから鏡視しながらRFデバイスを使ってATFL上縁にある滑膜を切除する。

ATFLはほとんどの症例で距骨付着部に損傷は認めず，外果に一部連続するか外果から剥離した状態となっており，外果-距骨間は開大している。距骨側には外果側から裂けたATFLが後距腓靱帯（posterior talofibular ligament；PTFL）に向かって連続しており 図7a ，その線維を損傷せずに温存することが重要である。

ALポータルから鏡視しながらATFL上縁にAALポータルを作製する 図7b 。

ATFL周囲の滑膜炎はできるだけ丁寧に処理し，ATFLと関節包をきちんと鏡視できるようにする。

> **コツ&注意 NEXUS view**
> ポータル作製時と同様に，シェーバーによる滑膜切除は関節包を損傷する原因となるため原則シェーバーは使用しない。もし使う場合は吸引せずに表面のみを削る程度とする。
> AALポータルを作製する際，ポータル周囲の皮下と関節包を剥離しておく。特に遠位はラッソを挿入する位置（ATFLの幅ぐらい）まで剥離する 図7c 。

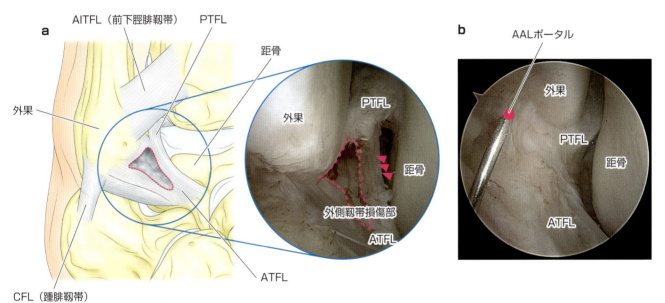

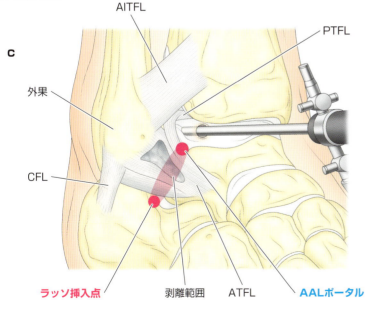

図7 ALポータルからみる関節内の観察とALLポータル作製

a：外側靱帯損傷の鏡視所見。ATFLからPTFLに連続する線維を残す（▲部分）。
b：鏡視下でみるAALポータルの位置（●部分）。
c：AALポータル周囲の剥離範囲とラッソ挿入点

4 骨孔作製から靱帯修復

骨孔作製

AALポータルから2.9mm pushlock（Arthrex社）のガイドを挿入し，骨孔を作製する。ドリル挿入位置はAITFLとATFLが交わる部分としている 図8a 。関節内にドリル先がでないように外果関節面を確認し，関節面と平行に骨孔を作製する。

> **コツ&注意 NEXUS view**
> 作製した骨孔の周囲は軟部組織が入り込みやすく，アンカーを挿入する際のトラブルの原因となるため，骨孔の輪郭が出るように骨孔周囲の軟部組織は可及的に切除しておく 図8b 。

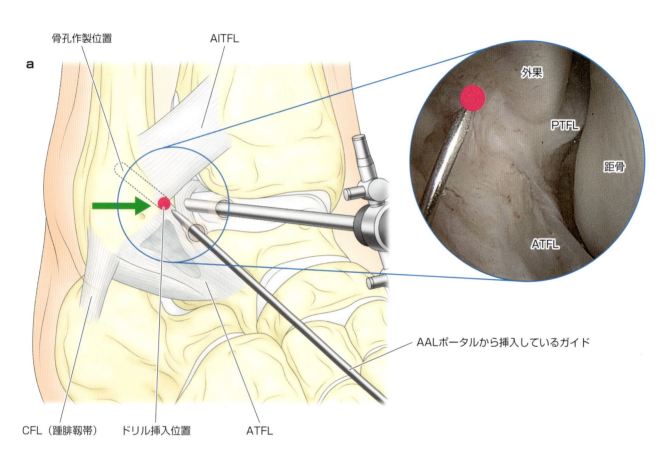

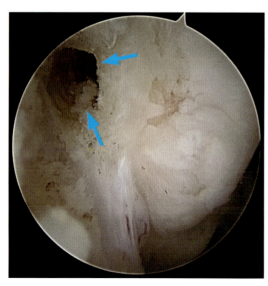

図8 骨孔作製
a：ドリル挿入位置（ATFLとAITFLの交わる●部分）
b：骨孔（青矢印）周囲の郭清

靭帯修復①－ラッソの挿入〜抜去

　AALポータルの皮下からATFL下縁にラッソを挿入する 図9a 。ATFLの幅は約6〜8mmとされているため、ATFL上縁から6〜8mm以上遠位にラッソを挿入すると、理論上はATFL下縁に縫合糸がかかることになる。

　ラッソを至適位置に出したところで、ワイヤーを関節内に十分に出して、ラッソのみワイヤーが抜けないように抜く。

> **コツ&注意　NEXUS view**
> ラッソの先端はALポータル鏡視でみえている距骨とATFLの間に出るようにし、ATFL実質に掛けないように注意する 図9a 。特に靭帯実質が弱い場合はラッソを複数回挿入することで、靭帯がチーズカットする可能性が高くなることが予想される。

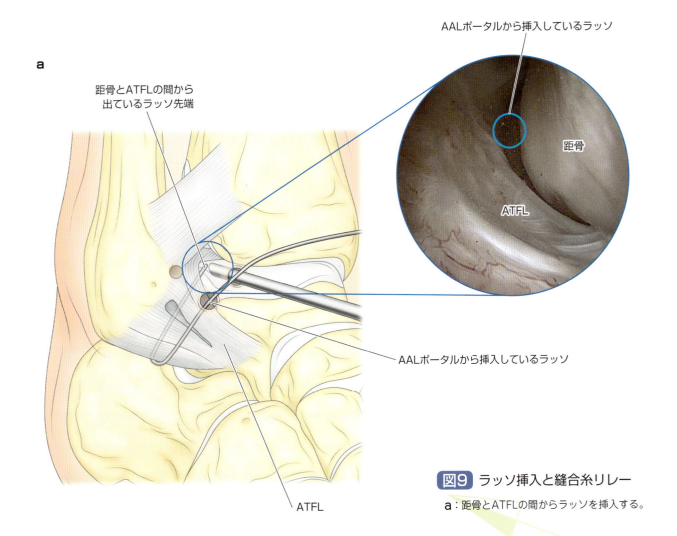

図9 ラッソ挿入と縫合糸リレー
a：距骨とATFLの間からラッソを挿入する。

AALポータルから関節外にワイヤー先端を引き出し，1.3mm Fiber tape（Arthrex社）を二重織りにして先端をループワイヤーに掛けてリレーする 図9b，図9c。

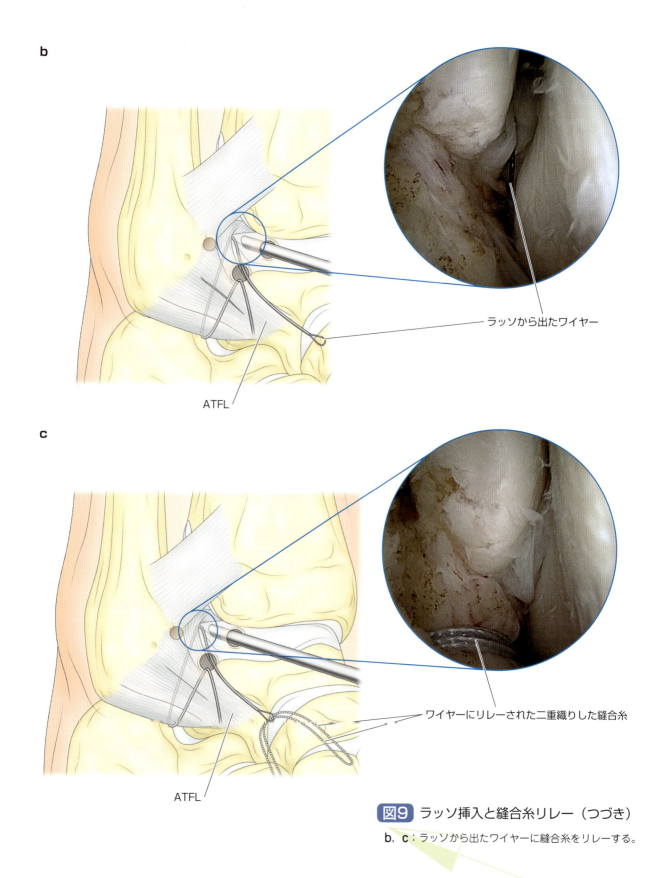

図9 ラッソ挿入と縫合糸リレー（つづき）
b，c：ラッソから出たワイヤーに縫合糸をリレーする。

靭帯修復②－Racking hitch縫合

牽引を外してracking hitch法 図10a で縫合糸を縫合し，ノットプッシャーでノット部分をAALポータルから関節内に誘導する。縫合糸が緩んでないことを確認して，2.9mm pushlockに縫合糸を通す 図10b 。

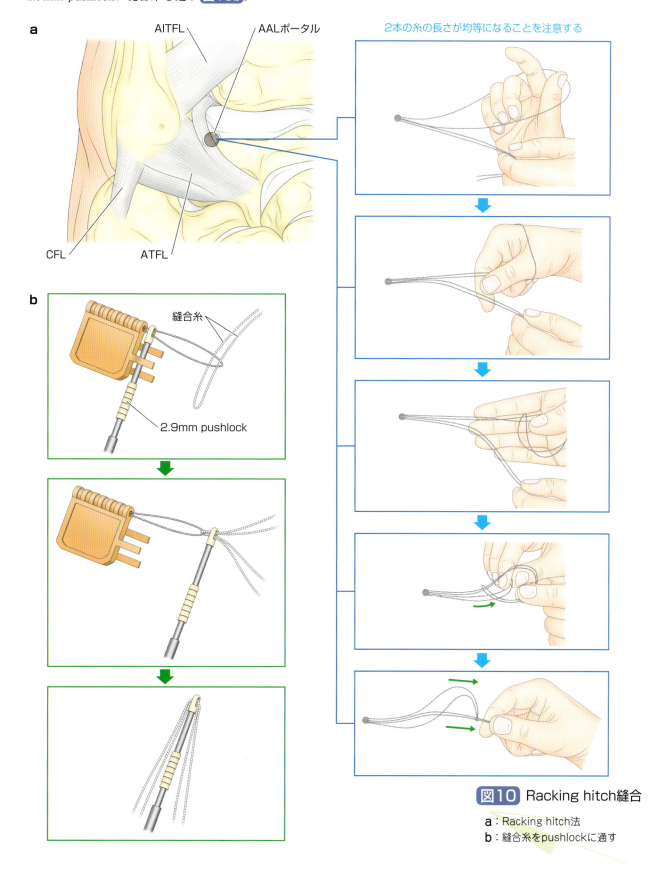

図10 Racking hitch縫合
a：Racking hitch法
b：縫合糸をpushlockに通す

靱帯修復③-アンカーの挿入と整復，縫合

関節内にアンカーを誘導し，骨孔に入る方向とノット部分が骨孔の前にくることを確認する 図11a, 図11b。足関節は中間位とし前方引き出しにならないように足部を後方に押し込んだ状態に整復する 図11c, 図11d。助手に足関節の位置が変わらないように保持してもらい鏡視下にアンカーを挿入する。アンカーが至適位置まで挿入されていること，外果-距骨間の開大が消失していること 図11c, 図11d, 徒手的な不安定性が消失していることを確認して縫合糸を切る 図11e～図11g。

関節前方で天蓋-距骨のインピンジメントがないこと，内側では三角靱帯深層の確認と内果の適合性をチェックして手術を終了する。

> **コツ&注意 NEXUS view**
> アンカーを挿入する前に足関節の整復状態，アンカーの挿入方向，アンカーとノットの位置を確認し，アンカーを鏡視しながら挿入することが重要である。

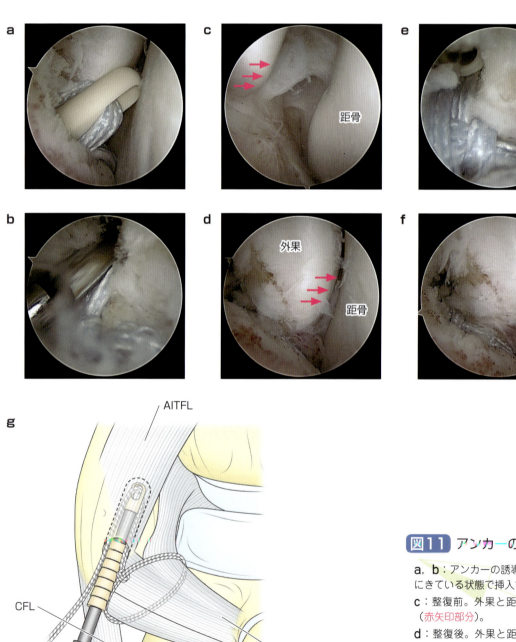

図11 アンカーの挿入と整復，縫合

a, b：アンカーの誘導。ノットが骨孔の手前にきている状態で挿入する。
c：整復前。外果と距骨外側縁が離れている（赤矢印部分）。
d：整復後。外果と距骨外側縁が適合している（赤矢印部分）。
e～g：縫合。

5 後療法

　外固定は術後1週間，足関節中間位でシーネ固定とし，その後はサポーター固定にしている 表2 。サポーターは捻挫の予防と足関節筋力のサポートを目的としており，術後2〜3カ月は装着し，筋力がついたら適宜外すことを許可している。荷重制限は特に設けていない。

　可動域訓練，筋力訓練，バランス訓練などはプロトコールを設定し，能力に応じて可及的かつ段階的に実施可能なレベルから適宜開始する。

　術後3週まで他動的底屈運動は制限しているが，それ以外は日数での制限は設けていない 表2 。

　アスリートについてはそれぞれの種目やポジション，レベルを考慮しながら，個別にスポーツ復帰までのトレーニングを設定する必要がある。

●外固定	
術後1週	シーネ固定
術後1週〜	サポーター固定
●筋力訓練，バランス訓練	
術後1日	シーネ固定のまま，痛みに応じた荷重歩行を許可する
術後1週〜	自動ROM，他動背屈ROMを許可する
術後3週〜	他動底屈ROMを許可する
術後4週頃〜	ジョギングからアスレチックリハビリテーションをレベルに応じて開始する（可動域制限なく，筋力がついてきた状態）（対人動作を入れない部分合流が6〜8週，練習に完全合流が2〜3カ月）

表2 後療法

参考文献

1) Nery C, Raduan F, Del Buono A, et al. Arthroscopic-assisted Broström-Gould for chronic ankle instability：a long-term follow-up. Am J Sports Med 2011；39：2381-8.
2) Acevedo JI, Mangone P. Arthroscopic Brostrom technique. Foot Ankle Int 2015；36：465-73.
3) Kim ES, Lee KT, Park JS, et al. Arthroscopic anterior talofibular ligament repair for chronic ankle instability with a suture anchor technique. Orthopedics 2011；34（4）：doi：10.3928/01477447-20110228-03.
4) Vega J, Golanó P, Pellegrino A, et al. All-inside arthroscopic lateral collateral ligament repair for ankle instability with a knotless suture anchor technique. Foot Ankle Int 2013；34：1701-9.

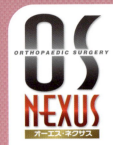

II. 腱・靱帯の手術

新鮮アキレス腱断裂に対する手術

久留米大学医療センター整形外科・関節外科センター　野口　幸志

Introduction

術前情報

●問診

大部分が後ろから蹴られた，ボールが当たった，ブチッと音がしたなどのエピソードがある。また，フルオロキノロン系抗菌薬やステロイド薬投与歴は，アキレス腱断裂を誘発する可能性があり，高脂血症の既往もアキレス腱断裂の誘因と指摘されているため，聴取しておく。

●理学所見

以下の3点を確認する。どれもアキレス腱断裂を示唆する重要な所見である。

①アキレス腱の陥凹（Delle）を触知できる 図1 。
②つま先立ち（特に片脚）が不可能である。
③Thompson's squeeze testが陽性である（図5 参照）。

●画像検査

従来は，単純X線側面像で踵骨の裂離骨折の有無を確認し，MRIでアキレス腱の断裂部位と断裂形態，腱の肥厚や変性の有無などを評価していた 図2a ， 図2b 。しかし，近年は超音波検査[1]が第1選択である 図2c 。アキレス腱踵骨付着部の骨折だけでなく，腱内の骨化も確認でき，パワードプラによる血流評価を併用することで腱の肥厚や変性部など腱の質的な評価も可能である。

足関節を他動的に底屈して断裂腱の断端が接触すれば，保存療法の適応でもある。

●手術適応

感染の可能性が高い皮膚トラブルや重篤な既往症がある患者を除けば，手術の適応はある。仕事復帰に関しては，手術療法のほうが保存療法よりも早いというエビデンスレベルの高い論文が散見され，また，筋力に関しては，手術療法のほうが腓腹筋の萎縮が少なく，足関節底屈筋力の回復が早いという報告もあり，アスリートをはじめ，活動性の高い患者に対しては，手術療法を第1選択とする場合が多い。

手術進行

1. 皮切，展開（筋膜切開とパラテノン切開）
2. アキレス腱断裂部の処置
3. アキレス腱縫合，足関節底屈角度の確認
4. ギプス固定，後療法

> **コツ&注意 NEXUS view**
> 手術療法を行うからには，腱断端を強固に固定し，術後早期運動療法を行う必要がある。手術をしても外固定期間が長く，早期から可動域訓練や荷重ができなければ，保存療法と大差ない結果になってしまう。

新鮮アキレス腱断裂に対する手術

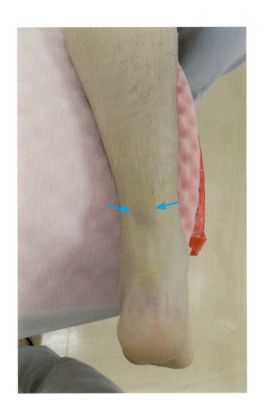

図1 アキレス腱断裂の症状

アキレス腱のレリーフが消失して陥凹（Delle）を認める（青矢印）。

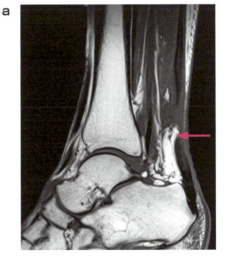

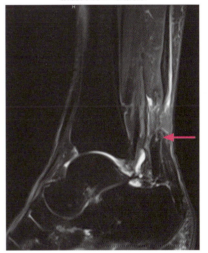

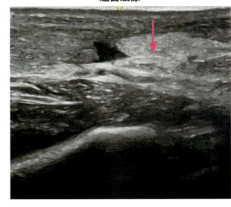

図2 画像によるアキレス腱断裂の評価

a, b：断裂したアキレス腱の病態が把握できる。断裂部に脂肪組織のKager's fat pad（KFP）が介在している（赤矢印）。
c：足関節底屈位，断裂部に高エコー像（KFP）が介在し（赤矢印），腱の接触が得られていない。

133

●麻酔と手術体位

　全身麻酔あるいは腰椎麻酔下に腹臥位で行い，大腿部には駆血帯を巻いておく。足関節が自然下垂位となるように両下腿の前面に枕を入れ，膝関節は軽度屈曲位とする 図3。

　腱縫合時に足関節の底屈角度を計測するため，滅菌した角度計を準備しておく 図4。

●健側足関節底屈角度の評価

　膝関節90°屈曲位で健側の足関節底屈角度を計測する 図5。

> **コツ&注意　NEXUS view**
> 腹臥位，膝関節90°屈曲位での足関節底屈角度は個々で異なっているため（20～30°が多い），アキレス腱縫合時の緊張の目安として健側の角度を計測しておく必要がある。

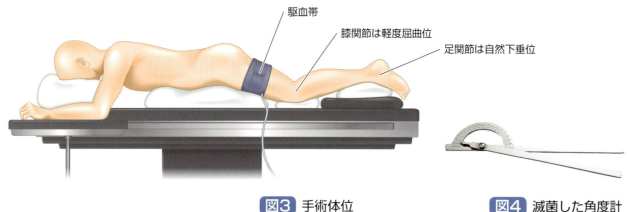

図3　手術体位
腹臥位で両下腿前面に枕を入れ，大腿部に駆血帯を装着する。

図4　滅菌した角度計

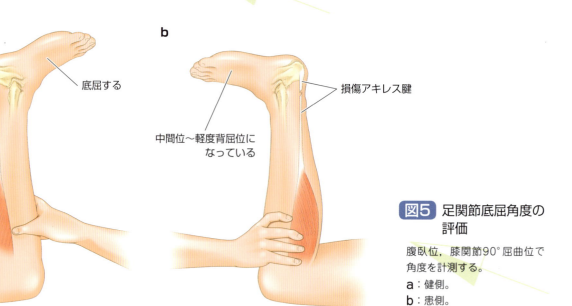

図5　足関節底屈角度の評価
腹臥位，膝関節90°屈曲位で角度を計測する。
a：健側。
b：患側。

① 麻酔下，腹臥位，膝関節90°屈曲位で健側の足関節底屈角度を計測する。
② アキレス腱のすぐ外側に腓腹神経が走行しているため，皮切はアキレス腱の内側縁に沿って行う。
③ パラテノンは腱の治癒過程に重要な疎性結合組織であるため，腱縫合部を被覆できるように愛護的に扱う。
④ できる限り強固な縫合法を選択し，外固定期間の短縮と装具装着下に早期の荷重歩行を目指す。

手術手技

1 皮切，展開（筋膜切開とパラテノン切開）

断裂部を中心にアキレス腱内側縁に沿って約5cmの縦切開を入れる 図6 。皮膚は皮下脂肪とともに下腿筋膜との間で鋭的に分けて下腿筋膜を露出する 図7 。

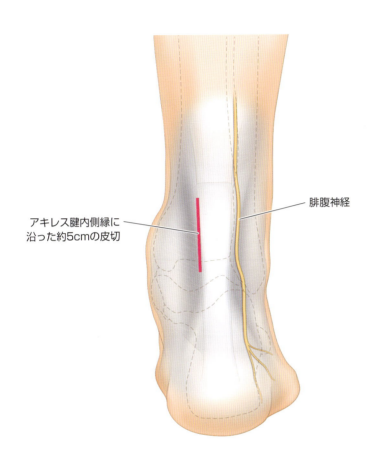

図6 皮切

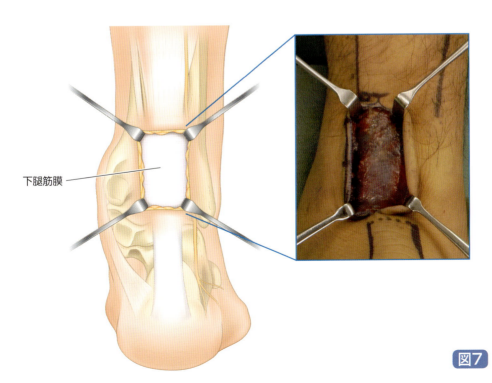

図7 下腿筋膜の露出

筋膜，パラテノン背側を縦切開してアキレス腱の断裂部を露出する 図8 。断裂部の内側には連続した足底筋が残存していることもある。

コツ&注意 NEXUS view
アキレス腱のすぐ外側に腓腹神経が走行しているため損傷しないように注意する。

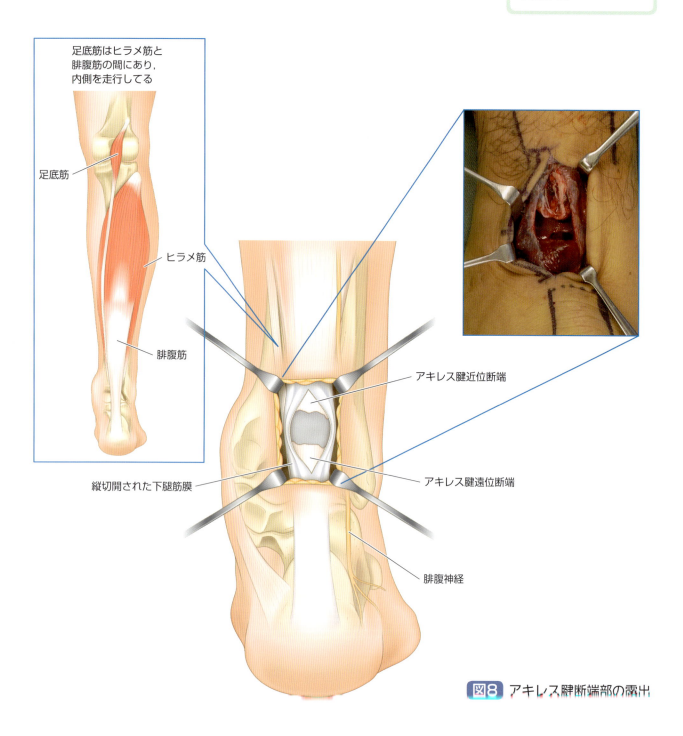

図8 アキレス腱断端部の露出

コツ&注意 NEXUS view

パラテノンはアキレス腱の治癒過程に重要な疎性結合組織であるため，アキレス腱縫合後に縫合部を可及的に被覆する必要がある．そのため，パラテノンをアキレス腱から剥離する際はエレバトリウムなどを用いて丁寧に行う 図9 。

断裂部遠位断端は，足関節を底屈することで近位端に寄ってくるので，皮切を断裂部の近位側におけば約3cmでも可能な手術であるが 図10 ，助手のアシストが必須である．

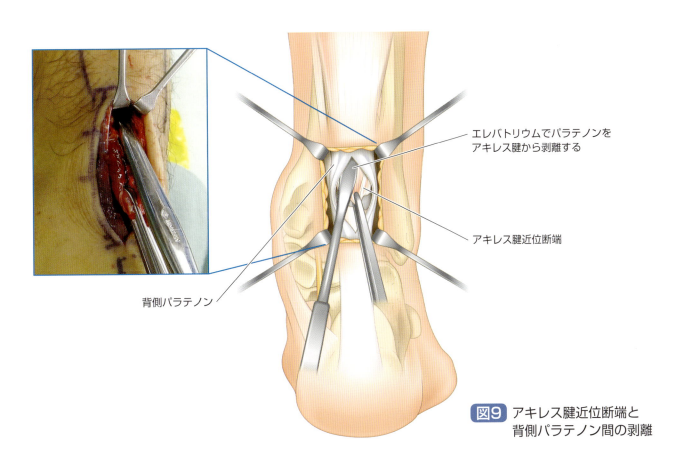

図9 アキレス腱近位断端と背側パラテノン間の剥離

（ラベル：エレバトリウムでパラテノンをアキレス腱から剥離する／アキレス腱近位断端／背側パラテノン）

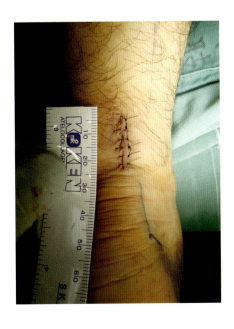

図10 皮切約3cmの手術創

助手のアシストが必須である．

2 アキレス腱断裂部の処置

アキレス腱近位断端は近位へ短縮しているため，断端を腱鉗子で把持し，腓腹筋を近位側から遠位方向にパンピングしながら遠位方向へ引き下げる 図11a 。その状態でKirschner鋼線（K-wire）を腓腹筋に貫通させ，皮膚上に出すことで近位端の再短縮を防ぐことができる 図11b 。

アキレス腱遠位断端は，足関節を底屈することで近位方向へ引き上げる 図12 。

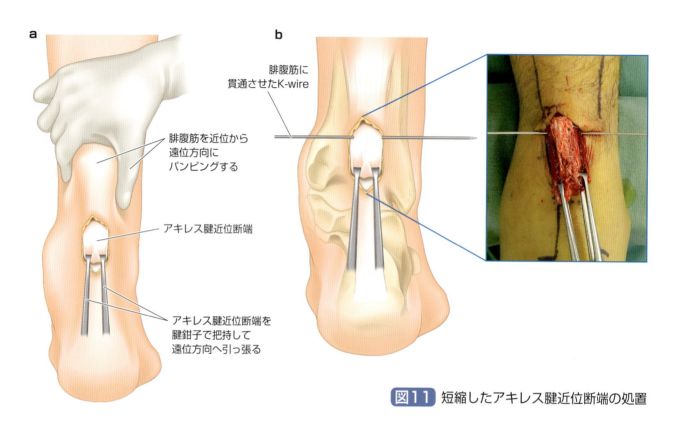

図11 短縮したアキレス腱近位断端の処置

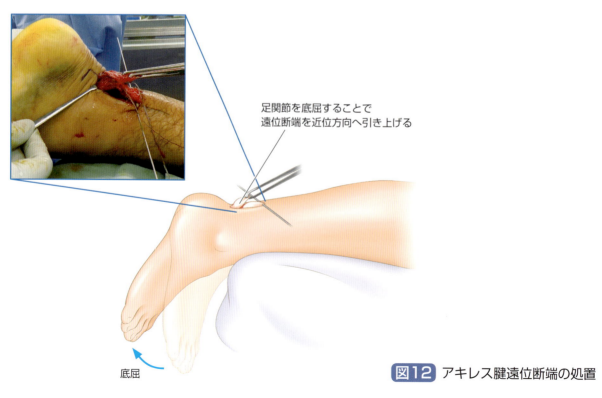

図12 アキレス腱遠位断端の処置

3 アキレス腱縫合，足関節底屈角度の確認

さまざまな縫合法があるが，従来から行われている1本の糸で断端を引き寄せるKessler法やBunnell法では，固定力が弱く，早期運動療法が行えない．その点，Mandelbaumらにより報告されたKrackow法[2]は，早期運動療法が可能で再断裂例が少なく，良好な成績が報告されている[3]．

可能であれば4本のFiberWire2号や1.3mmスーチャーテープ（ともにArthrex社）あるいは2号エチボンド糸を用いて，近位断端，遠位断端それぞれに2組のKrackow stitchをかける 図13a 。近位断端の糸を遠位方向へ，遠位断端の糸を近位方向へ引っ張り，断端が接触するのを確認する 図13b 。

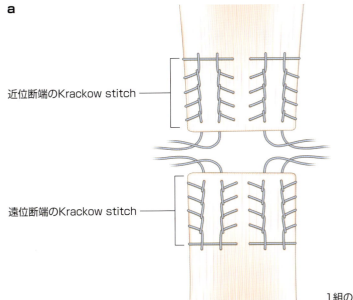

コツ&注意 NEXUS view
腱断端はモップ状にバサついていることが多いため，Krackow stitchは，断端部をさけた健常部に最低でも3回かけておくべきである。

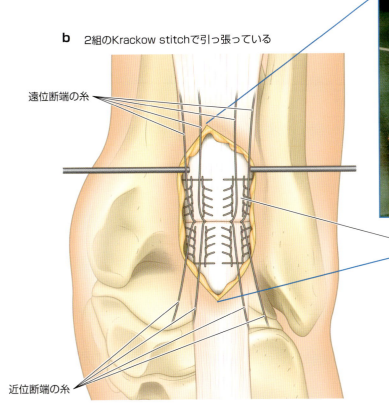

図13 アキレス腱断端の接触状態の確認
a：Krackow法。近位断端，遠位断端それぞれに2組のKrackow stitchをかける。
b：近位断端の糸を遠位方向へ，遠位断端の糸を近位方向へ引っ張ることで両断端が接触するのを確認する。

この状態で助手に膝関節を90°屈曲させ，足関節の底屈角度が健側よりも＋5°過底屈となる緊張を確認して縫合する 図14 。

腱断端の形状を整えてパラテノン，筋膜で被覆し 図15 ，皮膚を縫合する。

> **コツ&注意 NEXUS view**
>
> 例え強固に縫合できたとしても，後療法中に縫合部で緩みが生じてくることがある。そのため，健側よりもやや過緊張で縫合したほうが術後の腱延長のリスクは避けられる。
> Uchiyamaらにより開発されたHalf-Mini-Bunnell法は，早期運動療法が可能で，スポーツ復帰時期も術後5カ月と良好な治療成績が報告されているが[4]，手技がやや複雑である。この術式を選択する場合は，手技に精通した上級医とともに行うべきであろう。

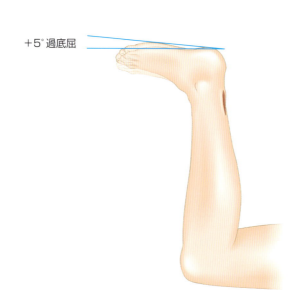

図14 アキレス腱断端縫合のための肢位

患側足関節の底屈角度が健側よりも＋5°過底屈（過緊張）になる位置で縫合する。

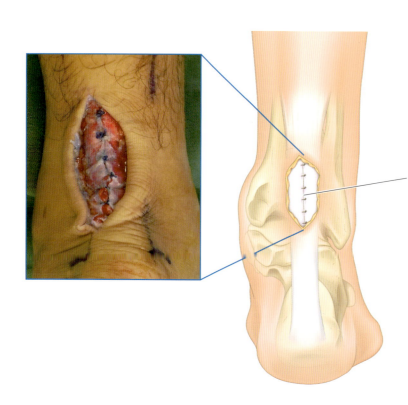

図15 パラテノン，筋膜の修復（縫合）

アキレス腱断端をパラテノンと筋膜で被覆する。

4 ギプス固定，後療法

足関節自然底屈位か軽度背屈位にして膝下からギプス固定を行う。

術後1～2週でギプスを除去し，可動域訓練を開始する。

アキレス腱用の短下肢装具ができ上がり次第，装着下で荷重歩行を開始する。装具は，足底に5°の補高パッドを4～5枚入れており，1週ごとに1枚ずつ除去していく 図16 。補高がすべて除去される術後約6週目の時点で両脚のつま先立ち訓練を開始する。

その後の後療法の進行は，個々の状態に応じて判断する必要があると考えている。両脚でのつま先立ちが安定すれば，片脚つま先立ち訓練へ移行していく。下腿周囲径の患健差やエコーによる縫合部の血流所見（多いときはまだ修復過程にある）[5]，MRI所見（T2強調像で縫合部の高信号域の消失）などを確認したうえでスポーツへの復帰を許可していく。

元のスポーツレベルへの復帰は術後半年を目標としている。

> **コツ&注意 NEXUS view**
>
> アキレス腱装具の採型は，可能であれば術前に行っておく。そうすれば術後ギプスを除去した直後から装具へ移行し，荷重を開始できる。早期の荷重歩行で，筋骨格系の廃用性萎縮を防ぐことができる。
> 術後経過で腱の延長が生じてくる可能性があるため，後療法中は腹臥位，膝関節90°屈曲位での足関節底屈角度を常に意識して計測すべきである。

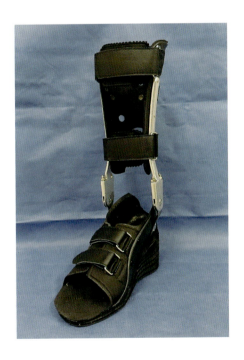

図16 術後に使用する短下肢装具
荷重歩行開始時は，5°の補高パッドが4～5枚挿入されている。

文献

1) 日本整形外科診療ガイドライン委員会編.アキレス腱断裂診療ガイドライン．東京：南江堂；2007.
2) Krackow, KA, Thomas SC, Jones LC. A new stitch for ligament-tendon fixation. Brief note. J Bone Joint Surg Am 1986；68；764-6.
3) Mandelbaum BR, Myerson MS, Forster R. Achilles tendon ruptures. A new method of repair, early range of motion, and functional rehabilitation. Am J Sports Med 1995；23；392-5.
4) Uchiyama E, Nomura A, Takeda Y, et al. A modified operation for Achilles tendon ruptures.Am J Sports Med 2007；35；1739-43.
5) 土屋篤志，後藤英之，武長徹也，ほか.カラードップラーによるアキレス腱断裂縫合術後の血流評価.日整超会誌 2014；25；58-62.

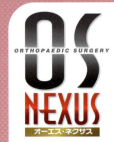

II. 腱・靭帯の手術

陳旧性アキレス腱断裂再建術
（遊離腓腹筋腱膜弁形成術，半腱様筋腱移植術）

稲波脊椎・関節病院　内山　英司

Introduction

術前情報

●手術適応

アキレス腱の陳旧性断裂とは，受傷後一定期間経過後，歩行障害が改善しないことで診断されることことが多い．陳旧の定義は特にないが，受傷より4週間以上経過していれば，新鮮断裂に対する縫合術とは異なる縫合法が必要といえる．

●症状

歩行時踏み出しができないことによる歩行障害である．踵接地の衝撃が強くなるため，踵痛を訴えることがある．

●診断

長期の陳旧性アキレス腱断裂の診断では，以下の症状に注意する必要がある．

①肥厚・瘢痕化した腱膜・パラテノンの連続のため明らかな陥凹は不明瞭のことが多い．

②Thompson squeeze testが陰性で，下腿三頭筋筋腹の把握で足関節が底屈することもある（下腿三頭筋の萎縮，左右差はある）．

③下腿三頭筋筋力は徒手筋力検査ではMMT（5）を示すことも多いが，片脚heel raise（HR）はできない．

④アキレス腱は延長しているので，腹臥位での足関節自然下垂位では健側に比べ垂れている．

手術進行

遊離腓腹筋腱膜弁形成術（RFTF法）
1. 皮切，展開
2. フラップの採取，設置，縫合
   ・採取
   ・設置，縫合

半腱様筋腱移植術（ST法）
1. ST腱の採取
2. 皮切，展開
3. ST腱の縫合
4. 後療法

> **コツ&注意　NEXUS view**
>
> **診断のポイント**
> HRができず，下垂していれば，アキレス腱が十分機能していないと判断し，MRI検査でアキレス腱の不連続の形態を把握することが重要である．

陳旧性アキレス腱断裂再建術（遊離腓腹筋腱膜弁形成術，半腱様筋腱移植術）

● 術式適応

陳旧性アキレス腱断裂の断裂端は短縮・壊死しているため，欠損部を補填する必要がある．Lindholm法，V-Y法，Lange法などの方法で腱の連続は得られるが，腱の長さ調節はむずかしく，術後の固定期間も長い．そのため著者は，欠損部の長さが4cm未満であれば"遊離腓腹筋腱膜弁形成術 図1"を，4cm以上の欠損やステロイド誘発性断裂，超高齢者には"半腱様筋（semitendinosus；ST）腱移植術 図2"を行っている．

● 麻酔と手術体位

腰椎麻酔，もしくは全身麻酔にて行い，腹臥位とする．

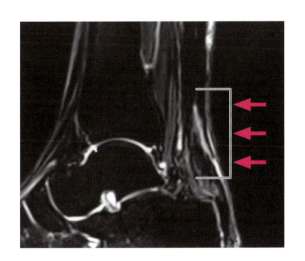

図1 アキレス腱断裂のMRI像
（欠損部の長さ4cm未満）

アキレス腱内部に不規則な高輝度陰影が認められる（赤矢印）．欠損部の長さから，遊離腓腹筋腱膜弁形成術の適応と考える．

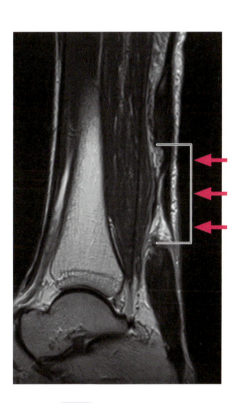

図2 アキレス腱断裂のMRI像
（欠損部の長さ5cm）

高輝度陰影範囲は広範囲である（赤矢印）．欠損部の長さから，半腱様筋腱移植術の適応と考える．

❶ MMT5での評価ではなく，HRで行う（評価はMMTではなく，HRで行う）．
❷ 欠損部の長さを測定する．
❸ 健側自然下垂底屈角度の5～10°過矯正にする．

143

手術手技

遊離腓腹筋腱膜弁形成術（Reversed-free-tendon-flap法；RFTF法）

1 皮切，展開

アキレス腱内側に約10cmの縦皮切を置き，アキレス腱を展開する 図3。

2 フラップの採取，設置，縫合

採取

欠損部は3cm程度のことが多いので，近位・遠位の固定部位を2cmとする。アキレス腱近位の中央部から，幅10mm，長さ約7cmのフラップを採取する 図4。フラップ遠位端の肥厚した瘢痕組織は除去する。

> **コツ&注意 NEXUS view**
> 正常腱組織から7cmのフラップを採取する。腹側の瘢痕組織は必ず剥離する。

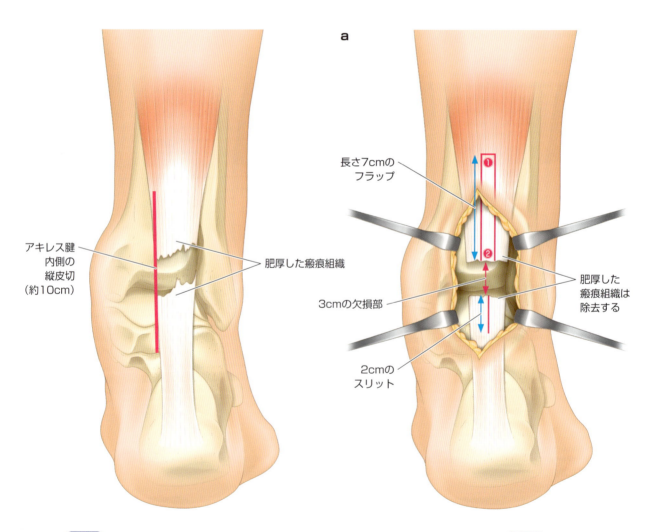

図3 皮切（欠損部の長さ4cm未満）

図4 フラップの採取

陳旧性アキレス腱断裂再建術（遊離腓腹筋腱膜弁形成術，半腱様筋腱移植術）

設置，縫合

津下式縫合2号2本で長さの調節を行う。この際，健側の腹臥位自然下垂底屈角度を参考にして健側角度の5～10°過矯正に設定する 図5a 。

遠位は，断端に2cmの縦スリットを入れ，フラップを翻転して健常なフラップ端を90°捻り，遠位断端に設置（挿入）する。その後，1号糸で横マットレス縫合を2箇所に行う 図5b 。

近位は，free-flapと腱膜を1号糸で側側縫合する 図5c 。

コツ&注意 NEXUS view

遠位断端のスリットを横にしてフラップの設置をアキレス腱線維と同平面とすると縫合部が膨大となり，皮膚縫合が過緊張となることがある。フラップが捻じれることになるが，縦に入れて収納したほうが，皮膚縫合に余裕ができる。

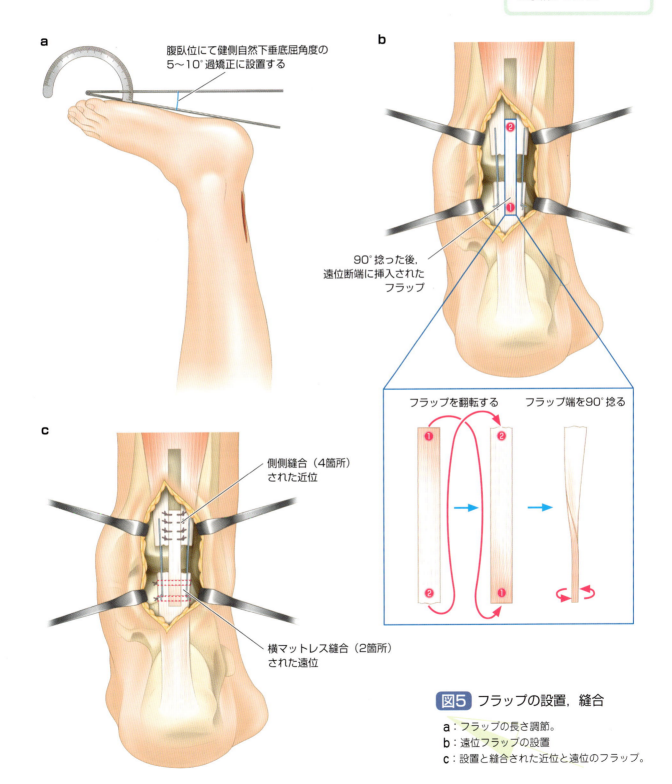

図5 フラップの設置，縫合
a：フラップの長さ調節。
b：遠位フラップの設置
c：設置と縫合された近位と遠位のフラップ。

145

半腱様筋腱移植術（ST法）

　RFTF法で腓腹筋のフラップを長く採取すると，下腿三頭筋筋肉自体に損傷を加えることになり，筋萎縮が長く残存する。そのためフラップの採取が8cm以上必要な場合は，ST腱移植のほうが適切である。

　超高齢者やステロイド誘発性断裂の場合には残存腱膜にも脆弱性の亢進が危惧されることから，ST腱移植が有用である。

1 ST腱の採取

ST腱を採取し，10cm程度の2本に分ける 図6 （欠損部に応じて長さを決める）。

2 皮切，展開

　アキレス腱内側に約10cmの縦皮切を置き，アキレス腱を展開する 図7 。

　陳旧化している場合，腱膜内は瘢痕組織が占拠している。瘢痕組織の癒着で正常腱性部分との区別がつけにくく損傷腱膜からの剝離は困難なため，剝離の際は，健常な部分より丁寧に行うことが大切である。

　皮下脂肪も瘢痕化していることがあるので，皮膚を損傷しないように注意する。

　腹側の癒着部は特に丁寧に剝離する。全周性に癒着剝離しないと腱の滑走が障害され，背屈制限が残り，筋力伝達が阻害されることになる。

> **コツ&注意 NEXUS view**
> 　アキレス腱の外側では腓腹神経が走行し，近位になると小伏在状静脈に伴走して，斜めに横切る内側腓腹神経が現れる。これらの神経は瘢痕に埋没していることもあるので注意が必要となる。
> 　露出した瘢痕組織は連続していてMRIでの不連続部位がよくわからないが，瘢痕を縦切開すると空洞化を認めるので確認できる。

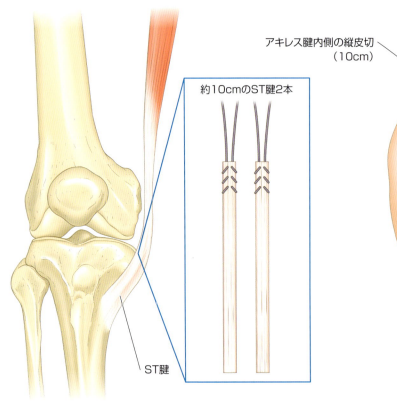

図6 ST腱の採取

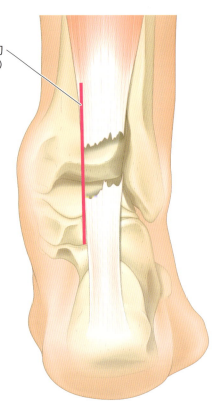

図7 皮切（欠損部の長さ4cm以上）

陳旧性アキレス腱断裂再建術（遊離腓腹筋腱膜弁形成術，半腱様筋腱移植術）

3 ST腱の縫合

遠位・近位断端に縦スリットを2箇所ずつ入れる 図8a。

遠位は，2本に分けたST腱を断端に2箇所，1号糸で横マットレス縫合する 図8b。近位は，ベースボール縫合したST腱をスリットに引き込んで縫合し，補強のために側側縫合を追加する 図8b。その際，健側角度より10°過矯正に設定する 図8c。

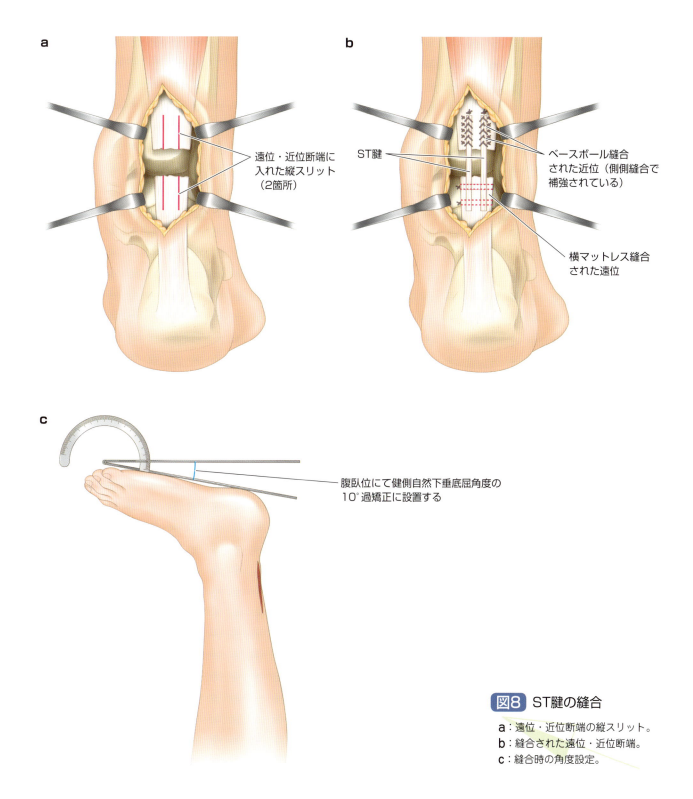

図8 ST腱の縫合
a：遠位・近位断端の縦スリット。
b：縫合された遠位・近位断端。
c：縫合時の角度設定。

> **トラブル** NEXUS view
>
> **遠位断端に縫合の余裕がない！**
> 遠位断端に余裕がない場合は，踵骨に骨孔を作製してST腱を通すことで近位断端と縫合する 図9 。近位は，ベースボール縫合したST腱をスリットに引き込んで縫合し，補強のために側側縫合を追加する。骨孔部の痛みが遷延することもあるが，長くても5カ月程度で治まる。

図10 に症例を提示する。

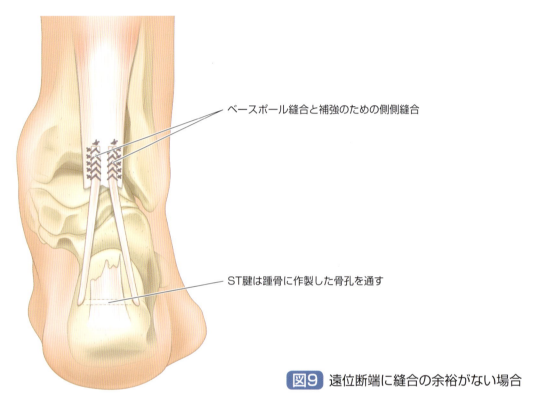

図9 遠位断端に縫合の余裕がない場合

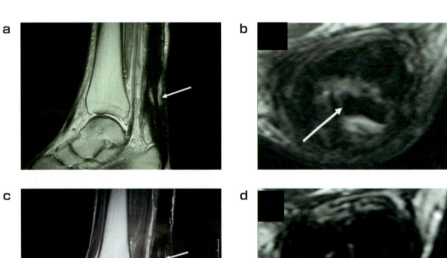

図10 ST腱移植術後のMRI像

a，b：術後9週。腱膜周囲と中心部のフラップは低輝度陰影があるが，周囲は高輝度である。
c，d：術後19週。全体的に低輝度になっている。

（文献1より）

4 後療法

術直後（当日）は，足関節軽度底屈位にてギプス固定をする。

術後4日からヒール付ギプスでの全荷重歩行 図11，術後11日から背屈制限付歩行装具での歩行を行う 図12。その後，足関節可動域訓練を開始する。

術後3週から座位でのHRを開始し，就寝時の装具は除去する。その後，装具装着下でエアロバイクを行う。

術後5週から監視下での裸足歩行練習をし，術後6週から立位での両脚HRを開始する。

HRが50％可能になったら装具を除去する。片脚HRが可能になったら走行練習を開始し，片脚HRが連続20回できたら多方向性運動を開始する。

ここまで平均3カ月である。合同練習参加は4カ月から，試合復帰は5カ月から許可する。

早期のROM訓練

術後長期の固定は新たな瘢痕拘縮となるので，強固な固定による早期訓練が重要である。

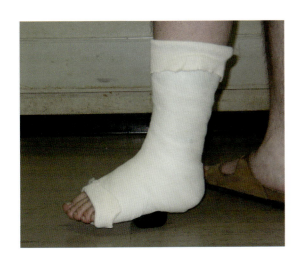

図11 歩行ギプス

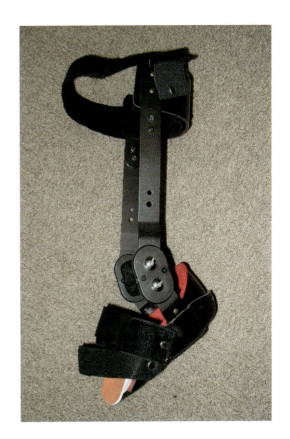

図12 底屈訓練可能な内山式装具

（文献1より）

Column

◆ステロイド誘発性のアキレス腱断裂

アキレス腱炎に対するステロイド注射治療歴後の断裂では，断端部の瘢痕形成や周囲滑膜の肥厚などの治癒反応がみられない 図13。

著者はステロイド誘発性のアキレス腱断裂にRFTF法を施行後，6〜8週でRFTF部の萎縮が進行し，結果的に再断裂した2例を経験している。

ステロイドの影響で腱組織に欠損が生じたり，一見正常にみえる残存腱膜部にも脆弱化が潜んでいるので，ST腱の移植が安全である。

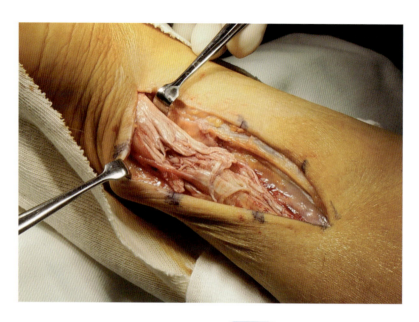

図13 ステロイド誘発性のアキレス腱断裂
断端部の瘢痕形成や周囲滑膜の肥厚などの治癒反応はみられない。

文献
1) 内山英司, 岩噌弘志, 平沼憲治, ほか. 陳旧性アキレス腱断裂に対し遊離腓腹筋腱膜弁を用いた方法について. 日整外スポーツ医会誌 2007；26：299-303.
2) 内山英司著. アキレス腱断裂の治療. 神奈川：運動と医学の出版社；2016.
3) 内山英司. 新鮮および陳旧性アキレス腱断裂の手術治療. 卒後教育研修用DVD（シリーズⅣ）. 東京：日本整形外科学会；2016.

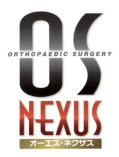

次号予告
2019年10月刊行予定

No.20

関節鏡の基本手技
ルーチン操作とデバイスの扱い方のコツ

編集担当　宗田　大

I 上肢

手指関節鏡（母指CM関節ほか）ルーチン操作とデバイスの扱い方のコツ
　　　　　　　　　　　　　　　　　　　　　　　　　　　辻井雅也
手関節鏡　基本手技（ルーチン操作）　　　　　　　　　面川庄平
手関節鏡　頻用するデバイスの扱い方のコツ　　　　　中村俊康
肘関節鏡　基本手技（ルーチン操作）　　　　　　　　　島田幸造
肘関節鏡　頻用するデバイスの扱い方のコツ　　　　　新井　猛
肩関節鏡　基本手技（ルーチン操作）　　　　　　　　　菅谷啓之
肩関節鏡　頻用するデバイスの扱い方のコツ　　　　　鈴木一秀
肩鎖関節周囲の鏡視　頻用するデバイスの扱い方のコツ　橋口　宏ほか

II 下肢

股関節鏡　基本手技（ルーチン操作）　　　　　　　　　福島健介ほか
股関節鏡　頻用するデバイスの扱い方のコツ　　　　　山藤　崇
膝関節鏡　基本手技（ルーチン操作）　　　　　　　　　中前敦雄ほか
膝関節鏡（十字靱帯再建術）頻用するデバイスの扱い方のコツ　飯尾浩平ほか
膝関節鏡（半月板修復術）頻用するデバイスの扱い方のコツ　古賀英之
足関節鏡　基本手技（ルーチン操作）　　　　　　　　　吉村一朗
足の小関節の関節鏡（滑液包, 腱鞘含む）基本手技（ルーチン操作）
　　　　　　　　　　　　　　　　　　　　　　　　　　松井智裕ほか
足・足関節鏡　頻用するデバイスの扱い方のコツ　　　高尾昌人

＊項目は一部変更になる場合がございます。

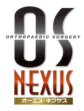

バックナンバーのご案内

No.1　膝・下腿の骨折・外傷の手術
編集　宗田　大／170ページ，2015年1月発行，定価11,880円（8%税込）

No.2　頸椎・腰椎の後方除圧術
編集　西良浩一／198ページ，2015年4月発行，定価11,880円（8%税込）

No.3　手・手関節の骨折・外傷の手術
編集　岩崎倫政／170ページ，2015年7月発行，定価11,880円（8%税込）

No.4　股関節周囲の骨折・外傷の手術
編集　中村　茂／210ページ，2015年10月発行，定価11,880円（8%税込）

No.5　スポーツ復帰のための手術　膝
編集　宗田　大／196ページ，2016年1月発行，定価11,880円（8%税込）

No.6　脊椎固定術　これが基本テクニック
編集　西良浩一／198ページ，2016年4月発行，定価11,880円（8%税込）

No.7　肩・肘の骨折・外傷の手術
編集　岩崎倫政／210ページ，2016年7月発行，定価11,880円（8%税込）

No.8　スポーツ復帰のための手術　股関節，足関節・足部
編集　中村　茂／202ページ，2016年10月発行，定価11,880円（8%税込）

No.9　膝関節の再建法　最適な選択のために
編集　宗田　大／206ページ，2017年1月発行，定価11,880円（8%税込）

No.10　脊椎固定術　匠のワザ
編集　西良浩一／206ページ，2017年4月発行，定価11,880円（8%税込）

No.11　スポーツ復帰のための手術　肩・肘
編集　岩崎倫政／184ページ，2017年7月発行，定価11,880円（8%税込）

No.12　股関節の再建法　成功への準備とコツ
編集　中村　茂／230ページ，2017年10月発行，定価11,880円（8%税込）

No.13　高齢者上肢骨折に対する手術
編集　岩崎倫政／180ページ，2018年1月発行，定価11,880円（8%税込）

No.14　脊椎手術と合併症　回避の技とトラブルシューティング
編集　西良浩一／176ページ，2018年4月発行，定価11,880円（8%税込）

No.15　膝関節手術の落とし穴　陥らないためのテクニック
編集　宗田　大／226ページ，2018年7月発行，定価11,880円（8%税込）

No.16 小児の四肢手術　これだけは知っておきたい
編集　中村 茂／210ページ，2018年10月発行，定価11,880円（8％税込）

I．上肢
上腕骨顆上骨折に対する手術／上腕骨外側顆骨折の観血整復内固定術／内反肘に対する上腕骨外側楔状骨切り術／強剛母指に対する腱鞘切開術／Sprengel変形に対する肩甲骨Y字型骨切り術／先天性橈尺骨癒合症に対する手術

II．下肢
大腿骨骨幹部骨折に対する弾性髄内釘固定法（elastic stabilizing intramedullary nailing）／脚長不等に対するリング型創外固定器による下肢延長手術／大腿骨遠位部変形に対するエイトプレートを用いた骨端線抑制術／安定型大腿骨頭すべり症に対するin situ pinning（ISP）／Perthes病に対する大腿骨内反骨切り術／Perthes病に対する大腿骨内反回転骨切り術（ROWO）／発育性股関節形成不全に対する観血的整復術広範囲展開法（田辺法）／遺残性亜脱臼に対するSalter骨盤骨切り術変法／恒久性膝蓋骨脱臼に対する制動手術／尖足に対するアキレス腱延長術／先天性内反足遺残変形に対する前脛骨筋腱外側移行術／先天性内反足に対する全距骨下関節解離術

No.17 末梢神経障害・損傷の修復と再建術
編集　岩崎倫政／192ページ，2019年1月発行，定価11,880円（8％税込）

I．基礎知識と末梢神経損傷
末梢神経修復・再生のメカニズム／末梢神経損傷の診断のポイント／末梢神経損傷に対する神経修復術と神経移植術／末梢神経損傷に対する人工神経を用いた再建術

II．腕神経叢損傷
腕神経叢節後損傷に対する神経移植術／上位型腕神経叢麻痺に対する尺骨神経部分移行術による肘屈曲再建法／上位型腕神経叢損傷に対する副神経移行術・上腕三頭筋枝移行術による肩関節機能再建法／腕神経叢上位型損傷に対する肋間神経移行術／筋肉移行術（Steindler変法）による肘屈曲再建法／広背筋移行術による肘屈曲再建法／腕神経叢損傷（全型麻痺）に対する機能再建法

III．そのほかの臨床でよくみる神経損傷・麻痺・疾患
副神経損傷に対する腓腹神経移植術／胸郭出口症候群に対する診断と第1肋骨切除術／特発性前骨間神経麻痺（sAIN麻痺），特発性後骨間神経麻痺（sPIN麻痺）に対する神経束間剝離術／肘部管症候群に対する尺骨神経皮下前方移行術／遠位小皮切をポータルとした鏡視下手根管開放術／橈骨神経麻痺に対する腱移行術（Riordan津下変法）／腓骨神経麻痺に対する機能再建術（Watkins-Barr法）／Morton病の治療

No.18 State of the Art 脊椎外科　レベルアップのための18の奥義
編集　西良浩一／216ページ，2019年4月発行，定価11,880円（8％税込）

I．頚椎手術のArt
頚椎人工椎間板置換術／上位頚椎前方進入の技／第7頚椎pedicle subtraction osteotomy

II．脊椎・脊髄腫瘍手術のArt
胸椎腹側髄膜腫に対する手術／腫瘍凍結免疫を応用した腫瘍脊椎骨全摘術（TES）／転移性脊椎腫瘍への最小侵襲脊椎安定術（MISt）

III．内視鏡FED手術のArt
腰椎椎間孔狭窄開放術（FELF）／Transforaminal full-endoscopic lumbar discectomy（FELD）／Transforaminal full-endoscopic lateral recess decompression（TE-LRD）

IV．固定術のArt
Percutaneous endoscopic transforaminal LIF（PETLIF）／腰椎分離症手術：経皮的CBTスクリュー法による最小侵襲分離部固定修復術／胸椎OPLLに対する後方除圧矯正固定術－手術成績と安全性向上のための工夫

V．骨粗鬆症脊椎手術のArt
TSDを用いた後方固定術／HA顆粒によるPPS固定の補強／骨粗鬆症合併例でのPPS挿入の工夫

VI．脊椎骨折手術のArt
骨粗鬆症性椎体骨折に対する側方進入椎体置換術／最小侵襲脊椎安定術（MISt）の脊椎骨折への応用／最小侵襲脊椎安定術（MISt）の骨盤骨折への応用

■年間購読お申し込み・バックナンバー購入方法

・年間購読およびバックナンバー申し込みの際は，最寄りの医書店または小社営業部へご注文ください。
・小社ホームページまたは本誌付属の綴じ込みハガキでもご注文いただけます。
　ホームページでは，本誌に紹介されていないバックナンバーの目次の詳細・サンプルページもご覧いただけます。

【お問い合わせ先／ホームページ】
株式会社メジカルビュー社　〒162-0845 東京都新宿区市谷本村町2-30　Tel：03（5228）2050
E-mail：eigyo@medicalview.co.jp（営業部）URL：http://www.medicalview.co.jp

OS NEXUS No.19
足・足関節の最新の手術

2019年8月10日　第1版第1刷発行

■編集委員　宗田　大・中村　茂・岩崎倫政・西良浩一

■担当編集委員　中村　茂　なかむらしげる

■発行者　三澤　岳

■発行所　株式会社メジカルビュー社
〒162-0845 東京都新宿区市谷本村町2-30
電話　03(5228)2050(代表)
ホームページ http://www.medicalview.co.jp/

営業部　FAX 03(5228)2059
　　　　E-mail　eigyo@medicalview.co.jp

編集部　FAX 03(5228)2062
　　　　E-mail　ed@medicalview.co.jp

■印刷所　シナノ印刷株式会社

ISBN978-4-7583-1398-8 C3347

©MEDICAL VIEW, 2019. Printed in Japan

- 本書に掲載された著作物の複写・複製・転載・翻訳・データベースへの取り込みおよび送信（送信可能化権を含む）・上映・譲渡に関する許諾権は，(株)メジカルビュー社が保有しています．

- JCOPY〈出版者著作権管理機構 委託出版物〉
本書の無断複製は著作権法上での例外を除き禁じられています．複製される場合は，そのつど事前に，出版者著作権管理機構（電話 03-5244-5088, FAX 03-5244-5089, e-mail：info@jcopy.or.jp）の許諾を得てください．

- 本書をコピー，スキャン，デジタルデータ化するなどの複製を無許諾で行う行為は，著作権法上の限られた例外（「私的使用のための複製」など）を除き禁じられています．大学，病院，企業などにおいて，研究活動，診察を含み業務上使用する目的で上記の行為を行うことは私的使用には該当せず違法です．また私的使用のためであっても，代行業者等の第三者に依頼して上記の行為を行うことは違法となります．

- 本書の電子版の利用は，本書1冊について個人購入者1名に許諾されます．購入者以外の方の利用はできません．また，図書館・図書室などの複数の方の利用を前提とする場合には，本書の電子版の利用はできません．